Remedios naturales para la mujer

Remedios naturales para la mujer

Nina Thompson

esenciales

ROBIN BOOK

© 2017, Nina Thompson

© 2017, Redbook Ediciones, s. l., Barcelona

Diseño de cubierta: Regina Richling
Diseño interior: Amanda Martínez

ISBN: 978-84-9917-429-7

Depósito legal: B-664-2017

"La intuición de una mujer es más precisa que la certeza de un hombre".

Rudyard Kipling

"Salud es un estado de total armonía con el cuerpo, la mente y el espíritu. Cuando uno está libre de incapacidades físicas y distracciones mentales, las puertas del alma se abren".

B.K.S. Iyengar

Índice

Introducción

La mujer debe vivir en plena armonía con su propia naturaleza. Y de acuerdo con su propia vida en cualquier etapa, en su adolescencia y juventud, su madurez y su vejez.

Desde la aparición del ser humano sobre la faz de la tierra, este siempre ha sentido la necesidad de reducir sus padecimientos, y para ello ha recurrido a los medios que ha tenido a su alcance. El reino vegetal ha sido el principal proveedor de remedios medicinales para sus males.

La práctica de la medicina natural surge en el mismo momento en que el ser humano recoge partes de un vegetal o un mineral para contrarrestar sus padecimientos. Cierto es que al principio lo hace por el mero acto de nutrirse, pero después aprende de las virtudes terapéuticas de los elementos que le rodean para sanarse.

Este libro tiene la dimensión espiritual de lo femenino, porque los tratamientos que resume tratan de unir el papel de la mujer con todo aquello que le rodea, con lo sagrado del círculo de la vida, su conexión con la Madre Tierra y lo que representa. Igual que el sol marca el ciclo de los días y las noches, y los periodos estacionales anuales, la luna interviene en el crecimiento de las plantas, en el movimiento de las mareas y en los ciclos reproductivos de muchas especies.

La mujer tiene sus especificidades, su manera particular de enfermar, sanar y su forma de transitar por la vida. En ella influye no solo su relación con el medio que la envuelve sino también aspectos como el peso de su historia personal y familiar, su entorno, sus emociones, los duelos que atraviesa.

Con la medicina natural se recupera la herencia humana de memorias y recuerdos y los conocimientos que los antepasados tenían, formando así una cosmovisión de la vida y entendiendo sus múltiples interrelaciones.

Redescubrir el poder de la mujer en todo ello es un camino de autoconocimiento, autoestima y amor propio que implica aceptarse, reconocer y honrar los procesos femeninos.

1. Vitaminas y minerales: necesarios para combatir el envejecimiento

Las vitaminas y los minerales son esenciales para la vida. Las primeras regulan el metabolismo y liberan la energía producida por la ingestión de los alimentos. Junto a los enzimas regulan y activan todos los procesos del cuerpo. Los minerales se encargan de la formación de la sangre y los huesos, de la química de los fluidos corporales y el mantenimiento de la actividad de todo el sistema nervioso.

Unos y otros se obtienen de los alimentos. Pero no siempre las vitaminas se ingieren en las cantidades necesarias que precisa el cuerpo. Y es que sus propiedades hidrosolubles hacen que sean rápidamente excretadas por la orina y su reposición deba ser diaria para el buen funcionamiento del organismo.

Las vitaminas hidrosolubles y liposolubles

Las vitaminas hidrosolubles son coenzimas que tienen un funcionamiento activo en el organismo. Su no presencia en el cuerpo humano, al ser rápidamente excretadas, pueden traer malas consecuencias tanto a nivel físico como psíquico, ya que pueden afectar al sistema nervioso o a los componentes que permiten su correcto funcionamiento.

En cambio, las vitaminas liposolubles se almacenan en el organismo, por lo que su consumo diario no es necesario si el cuerpo dispone de una buena reserva vitamínica.

Las vitaminas hidrosolubles pierden muchas veces sus propiedades durante un proceso de cocción, por lo que requieren de un consumo regular y abundante. Son las siguientes:

❏ **Vitamina B1 (tiamina, antiberibérica):** Se encuentran en cereales, carnes, frutas, vegetales de hojas verdes y vísceras como el hígado, el corazón y los riñones.

❏ **Vitamina B2 (riboflavina):** Se encuentran en la leche, carnes, verduras, coco, pan, quesos, cereales, hígado y lentejas.

❏ **Vitamina B3 niacina, ácido nicotínico, vitamina pp antipelagrosa):** Se encuentra en harinas y pan de trigo, en la levadura de cerveza, en hígado de ternera, arroz integral, almendras y salvado de trigo.

❏ **Vitamina B5 (ácido pantoténico, vitamina W):** Se encuentran en levadura de cerveza, verduras de hoja verde, yema de huevo, vísceras, cereales, maní, carnes y frutas.

❏ **Vitamina B6 (piridoxina):** Se encuentra en carne de pollo, espinacas, cereales, garbanzos, plátanos, sardinas, lentejas, atún, pan e hígado.

❏ **Vitamina B8 (biotina, vitamina H):** Se encuentra en yema de huevo, riñones, levadura de cerveza, leguminosas, coliflor, leche y frutas.

❏ **Vitamina B9 (ácido fólico):** Se encuentra en vegetales verdes, hígado, nueces, naranjas, cereales, yema de huevos, legumbres y champiñones.

❏ **Vitamina B12 (cobalamina):** Se encuentra en pescado, riñones, huevos, queso, leche y carnes.

❏ **Vitamina C (ácido ascórbico, antiescorbútica):** Se encuentra en cítricos, frutas, leche de vaca, hortalizas, carnes, verduras y cereales.

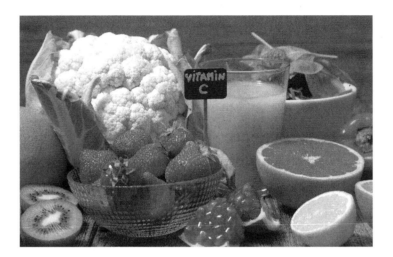

Los alimentos que se cultivan hoy en día carecen muchas veces de las vitaminas y minerales esenciales para la salud. Y es que, en la mayoría de ocasiones, han sido refinados y tratados con productos químicos, de ahí que carezcan de las vitaminas y minerales esenciales para el buen funcionamiento del cuerpo humano.

Las vitaminas cumplen una serie de funciones esenciales que, o bien en forma de alimentos o bien como suplementos alimenticios, deben ser muy tenidas en cuenta.

La vitamina C, por ejemplo, es necesaria para la producción de colágeno, participa en la cicatrización de las heridas y metaboliza las grasas. También reduce las alergias y fortalece el sistema inmunitario. Su carencia puede producir escorbuto, una enfermedad que se manifiesta con hinchazón de encías, hemorragias y pérdida de las piezas dentales. Esta vitamina es probablemente el antioxidante con más ciencia detrás de ella. Es una vitamina asombrosa, especialmente para la piel, de tal manera que cubre casi todo lo que una piel necesita para mantener su brillo juvenil. Combate el envejecimiento cutáneo actuando contra los radicales libres causados por la contaminación, los rayos dañinos del sol, el alcohol, el humo y otras sustancias nocivas. La vitamina C es también esencial en la cicatrización y la reparación de la piel. Es también un antioxidante que suprime la pigmentación de la piel y descompone la melanina, que es responsable de producir manchas oscuras. La vitamina C también mejora la firmeza de la piel mediante la activación de la producción de colágeno, necesario para mejorar la elasticidad de la piel. Además de eso, mejora la protección del filtro solar para prevenir el daño provocado por los rayos nocivos sol. También disminuye la gravedad de las quemaduras solares. Se recomienda la ingesta de entre 1000 y 1500mg de vitamina C al día.

Las vitaminas del complejo B se ocupan de metabolizar los hidratos de carbono. Ayudan en el proceso de hidratación de la piel, ya que ayudan a mantener la humedad. Esto significa que evitan las arrugas y la descamación. También ayudan a revelar el brillo natural, que exfolia las células muertas de la piel, dando como consecuencia una piel más joven y más clara. Cuando se ingiere, la vitamina B también da como resultado un cabello y unas uñas saludables. Tomar un multivitamínico con vitamina B-compleja alivia el estrés y la ansiedad y por lo tanto puede que ayude a prevenir el acné que en ocasiones se da como resultado del estrés.

La vitamina B1 (tiamina), actúa como antioxidante ayudando a deshacer las toxinas del cuerpo. También juega un papel importante en la circulación, lo que afecta al brillo de la piel. Favorece la circulación, la digestión, la formación de la sangre, la actividad mental, la actividad muscular, etc. Las mujeres embarazadas o que se hallen en periodo de lactancia, las que padecen esclerosis múltiple y las que tienen constantes problemas digestivos suelen precisar de una dosis más alta de vitamina B1.

La vitamina B2 (riboflavina) colabora con el metabolismo en la formación de los tejidos. Su deficiencia puede ocasionar lesiones en la piel y sensibilidad extrema a la luz. Es una importante vitamina antiestrés. También es importante tomarla en los casos de cansancio ocular, cataratas, anemia, problemas digestivos, eccema o llagas en la boca. Previene la caída del cabello y combate los problemas de caspa. Las grietas o irritaciones en las comisuras de los labios podrían ser un indicativo de la carencia de riboflavina.

La vitamina B3 (niacina) funciona en la vasodilatación que permite una mejor circulación de la sangre y una mayor producción de hormonas y neurotransmisores indispensables para el cerebro y el sistema nervioso. Tomar dosis adicionales de niacina puede ser útil para reducir el colesterol en la sangre y bajar la presión arterial. Es útil en los casos de vértigo, dolores de cabeza, estreñimiento o diarrea, o en aquellas personas que padecen de insomnio.

La vitamina B5 (ácido pantoténico) colabora en la formación de hormonas antiestrés, en los procesos de desintoxicación del organismo y en la metabolización de los ácidos grasos. Es la principal vitamina antiestrés en las mujeres y un remedio importante en aquellas personas que sufren de hipoglucemia o de cansancio suprarrenal. Colabora en el metabolismo de las vitaminas y alimentos para producir energía y en el funcionamiento del tracto intestinal. La aparición de grietas en la lengua es un indicativo de la carencia de esta vitamina.

La vitamina B6 (piridoxina) colabora en la formación de glóbulos rojos. Su carencia puede significar estados de ánimo depresivos y alteraciones en todos los órganos del cuerpo. Es una vitamina necesaria para el buen funcionamiento cerebral, la formación de glóbulos rojos, el sistema nervioso central, la absorción de grasas y proteínas y la síntesis de ADN y ARN. Protege el corazón y es un potente anticancerígeno. Es muy útil para aquellas mujeres que sufren de hipoglucemia, epilepsia, úlceras, anemia o diabetes. También es muy útil para evitar los mareos o las náuseas matutinas durante el embarazo.

La vitamina B8 es indispensable en la formación y mantenimiento de la piel, así como de las glándulas sebáceas.

La vitamina B9 (ácido fólico) es indispensable para que se produzca una correcta división celular. Su carencia puede significar la aparición de enfermedades tipo anemia, insomnio y pérdida de memoria. Alrededor del 90% de las mujeres sufren carencia de ácido fólico. Es una vitamina esencial para la producción de energía, la división celular o el desarrollo embrional. Los defectos de espina bífida se pueden reducir entre un 60 y un 70% si la madre toma ácido fólico durante la gestación o los primeros meses del embarazo.

La vitamina B12 interviene en la síntesis de ADN y ARN. Su carencia se traduce en desórdenes del sistema nervioso y sus componentes, produciendo deficiencias hormonales, psíquicas y físicas.

Los minerales

Los minerales se encuentran en la tierra, y penetran en la materia vegetal, primera en la cadena alimentaria. Tanto los animales herbívoros como los humanos obtienen sus minerales al comer plantas. Los minerales ayudan al cuerpo a crecer, a desarrollarse y estar sano. El cuerpo utiliza los minerales para realizar diversas funciones, desde formar huesos sanos hasta transmitir los impulsos nerviosos. Algunos minerales sirven para la fabricación de hormonas y otros son imprescindibles para el buen funcionamiento del ritmo cardiaco.

Hay dos tipos de minerales: los macrominerales y los oligoelementos. El grupo de los macrominerales está compuesto por, entre otros, calcio, fósforo, magnesio, sodio, potasio, cloruro y azufre. Los oligoelementos se precisan en pequeñísimas cantidades, si bien son esenciales para el buen funcionamiento del organismo. Entre ellos se encuentra el zinc, el hierro, el cobre, el boro, el manganeso, el cromo, el germanio, el selenio y el yodo. Las carencias alimentarias más frecuentes en las mujeres son las de los minerales calcio y hierro, el ácido fólico y las vitaminas B y B6. Los minerales se almacenan en los tejidos óseo y muscular.

El calcio es el macromineral más importante. Gracias a él, los huesos crecen fuertes y el cuerpo puede hacer ejercicio y moverse con seguridad. El calcio también ayuda a mantener unos dientes fuertes y sanos, que favorecen el proceso de masticación de los alimentos. Los alimentos que llevan más calcio son los productos lácteos como la leche, el queso, también el salmón y las sardinas, las verduras de hoja verde como el brócoli o los cereales.

El hierro es un componente esencial para la transferencia de energía y es un componente estructural básico en la producción de hemoglobina, mioglobina, citocromo y otros enzimas. Entre otras cosas, sirve para la fabricación de hemoglobina, que transporta el oxígeno a través de la sangre por todo el organismo. Los alimentos ricos en hierro son la carne roja, como la ternera, el atún, el salmón, las legumbres, las patatas asadas con piel, los frutos secos, las pasas, el brócoli, los cereales integrales y los copos de avena.

La falta de magnesio puede considerarse un problema mayor en la mayoría e mujeres. Es un mineral necesario para la actividad muscular, la transmisión de los impulsos nerviosos, la actividad enzimática, la prevención de cálculos biliares y renales y el desarrollo de huesos, dientes y tejidos. El magnesio aumenta la energía, mejora los nervios, combate el insomnio y la hipertensión y previene los ataques al corazón. La debilidad y los espasmos musculares son un claro síntoma de una falta de magnesio. Su papel es también importante porque forma el revestimiento de las arterias. Las mujeres embarazadas suelen precisar de unas dosis más altas de magnesio. Las dietas muy ricas en grasas y proteínas dificultan la asimilación de este mineral por parte del organismo.

MINERALES	IMPORTANCIA	PRODUCTORES
Calcio	Huesos y dientes sanos, conducción nerviosa, contracción muscular, coagulación sanguínea, producción de energía e inmunidad a las enfermedades.	Productos lácteos y verdura de hoja verde.
Cloro	Mantenimiento del equilibrio hídrico y electrolítico del organismo, y jugos gástricos.	Sal de mesa

Magnesio	Todos los procesos biológicos importantes, uso de glucosa en el organismo, síntesis de ácidos nucleicos y proteínas, y energía celular.	Carne, pescado, verduras verdes y productos lácteos.
Fósforo	Huesos fuertes, todas las funciones celulares, y membranas celulares.	Productos lácteos, pescado, carne, aves de corral, verduras y huevos.
Potasio	Muchos procesos biológicos importantes, contracción muscular, impulsos nerviosos, síntesis de ácidos nucleicos y proteínas, y producción de energía.	Verduras y frutas frescas
Sodio	Equilibrio hídrico en los tejidos.	Sal de mesa y sodio añadido a los alimentos por el fabricante.
Azufre	Aminoácidos que contienen azufre.	Cebollas, ajo, huevos, carne y productos lácteos.

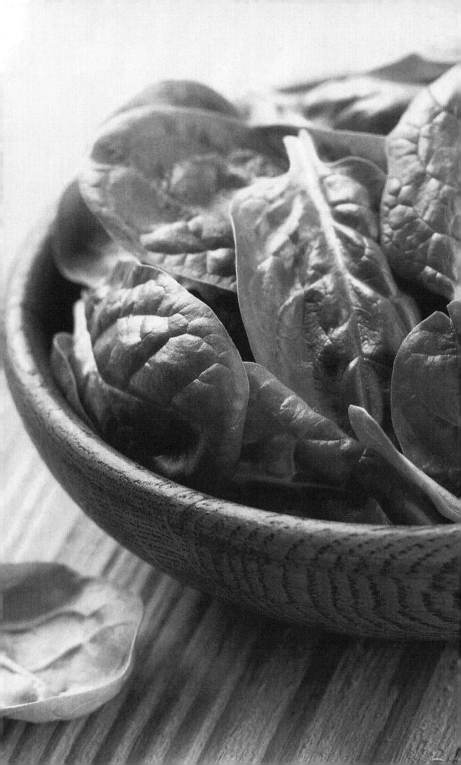

Los oligoelementos

Los oligoelementos son componentes químicos que resultan imprescindibles para muchos procesos del organismo. Estos elementos se forman en el suelo a partir de organismos vegetales y animales, por lo que la alimentación constituye la principal fuente para adquirir estos preciados elementos y sirven para el óptimo funcionamiento del cuerpo humano.

Son más de setenta los oligoelementos esenciales pero algunos de los que deben estar presentes en la dieta diaria son los siguientes:

❏ **Potasio:** Es un electrólito sistémico y se encuentra en el plátano, tomate, legumbres.

❏ **Cloro:** Es muy necesario para la producción del ácido clorhídrico en el estómago, la fuente más común es la sal.

❏ **Sodio:** Regula el ATP (Adenosín Trifosfato), sus fuentes: marisco, leche, espinacas.

❏ **Calcio:** Importante para la generación de nuevas células de sangre, necesario para los músculos, corazón, aparato digestivo. La fuente más importante, leche, nueces y semillas.

❏ **Fósforo:** Forma parte de los procesos para obtener energía, además es un componente de los huesos.

❏ **Magnesio:** Necesario para el procesamiento del ATP y huesos, se encuentra en las nueces, soja y masa del cacao.

❏ **Zinc:** Útil para producir varias enzimas como la anhidrasa carbónica, carboxypeptidasa, etc.

❏ **Hierro:** Parte importante de la molécula hemoglobina, forma parte esencial de la cadena respiratoria. Tiene facilidad para oxidarse lo que le permite transportar oxígeno mediante la sangre. Como este elemento se reutiliza se necesitan cantidades mínimas pues no se elimina. Las fuentes están en el hígado de animales, en las semillas y las legumbres.

❏ **Silicio:** En la naturaleza se presenta en forma de mineral, formando un 25% de la corteza terrestre. En el cuerpo recibe el nombre de silicio orgánico y es un oligoelemento esencial para la salud. En el organismo se concentra en huesos y dientes, aunque también está presente en otras partes como las uñas, el cabello o la piel.

❏ **Manganeso:** Este elemento u oligoelemento sirve para regular los neurotransmisores cerebrales y la glucosa en la sangre.

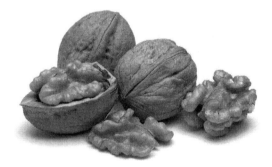

❏ **Cobre:** Es un integrador del hierro, zinc y vitamina C, es esencial para el cerebro, producción de energía y la regulación de varios procesos hormonales.

❏ **Yodo:** Regula la hormona tiroidea y el estrógeno, controla el metabolismo, es de mucha ayuda para una mujer embarazada porque fortalece la salud del feto.

❏ **Selenio:** Funciona como catalizador para la oxidación, hidrogenación y deshidrogenación de los compuestos orgánicos.

Oligoelemento	Importancia	Productores
Cromo	Uso de azúcar en el organismo.	Cereales integrales, especias, carne y levadura de cerveza.
Cobre	Síntesis y función de la hemoglobina, producción de colágeno, elastina, neurotransmisores y formación de melanina.	Vísceras, mariscos, nueces y frutas.
Flúor	Fijación del calcio en los huesos y los dientes	Agua fluorada.
Hierro	Síntesis y función de la hemoglobina, acción de los enzimas y producción de energía, producción de colágeno.	Carne, aves de corral y pescado.
Manganeso	Regulación del sistema nervioso y del sistema inmunológico.	Cereales integrales y nueces.
Molibdeno	Desintoxicación de sustancias nocivas para el organismo.	Cereales integrales, verduras de hoja ver, leche y legumbres.

Selenio	Poderoso antioxidante, protege contra los radicales libres, las toxinas y los elementos nocivos para el cuerpo.	Brócoli, apio, cebolla, ajo, cereales integrales, levadura de cerveza.
Zinc	Refuerza el sistema inmunológico, favorece la vista y la actividad enzimática	Cereales integrales, pescado y carne.
Yodo	Producción de energía y regulación de las hormonas tiroideas.	Pescado, marisco y sal yodada.

2. Hierbas que curan enfermedades

Posiblemente se trate de la primera manera que tuvieron los hombres para curar enfermedades. Su uso se remonta al momento en que las mujeres eran recolectoras de alimentos y plantas para su supervivencia y para tratar enfermedades.

Breve historia de las plantas medicinales

En efecto, en las sociedades matriarcales del pasado las mujeres eran quienes recogían hierbas para tratamientos contra el dolor, hierbas antiespasmódicas, purificantes, hierbas para la digestión o para las fiebres. El primer texto escrito que hace referencia a las plantas medicinales consta de más de 4.000 años y está escrito en una tabla de arcilla y corresponde a la cultura sumeria. Se tiene constancia que el pueblo egipcio las empleaban de manera regulada y que griegos y romanos sistematizaron su empleo en diferentes textos y tratados que han llegado hasta nuestros días. En la China y la India se extendió su uso a las clases más populares y desfavorecidas. El ayurveda, una forma de vida que implicaba tanto la medicina como la religión, la filosofía o la ciencia, proponía en sus inicios unos hábitos de vida saludables para conseguir una vida más plena. La medicina ayurvédica se fundamentaba en la idea de que las plantas medicinales eran un recurso importante junto a la alimentación o el ejercicio físico.

El primer texto escrito de naturaleza científica es *Materia médica*, creado por Dioscórides y redactado en cinco volúmenes. Su trabajo se fundamenta en el estudio de más de mil plantas, sobre las que escribió sus propiedades y sus principios químicos.

Durante la Edad Media el estudio de las plantas medicinales correspondió a los monjes que, en sus monasterios, plantaban y experimentaban con ellas a partir de lo que habían leído en los textos clásicos. Carlomagno hizo compilar una serie de actas en las que detallaba qué plantas debían cultivarse en sus jardines con fines medicinales y cuáles debían tener una finalidad alimenticia.

Cuando los conquistadores españoles llegaron al Nuevo Mundo aprendieron del conocimiento que tenían sobre las plantas algunos chamanes, especialmente su poder para curar enfermedades.

La moderna industria de los medicamentos fundamenta su filosofía de combatir las enfermedades a partir de los extractos de plantas conocidas. Pero esto es algo que procede del conocimiento ancestral heredado durante siglos. No en vano, las mujeres aborígenes del suroeste de los EE.UU. ya empleaban la corteza de sauce blanco para curar ciertos trastornos. Hoy en día se emplea el sauce de forma sintetizada para producir el ingrediente activo de un conocido analgésico. Las monjas de los hospitales del siglo XIX empleaban el moho de pan para curar infecciones mucho antes de que se descubriera la penicilina y las mujeres de ciertas tribus africanas empleaban el ñame silvestre para la fertilidad antes de que su principio activo sintetizara en estrógeno.

La industria farmacéutica trabaja con los ingredientes activos de las plantas, aislándolos y desechando el resto para así evitar los efectos secundarios y tóxicos de la planta natural entera.

Formas de preparación

Las plantas se pueden preparar para su uso interno en forma de tisanas, infusiones, decocciones, tinturas o cápsulas. También se pueden emplear en forma de cataplasmas o compresas, en lavados, bálsamos y aceites.

Las tisanas

Las tisanas son preparados de plantas medicinales en las que los principios medicinales se extraen mediante agua. Se suelen tener en cuenta algunas partes de las plantas como el elemento base y el agua como disolvente, en ocasiones calientes o bien también pueden ser frías.

Las tisanas son una manera segura y natural de adquirir los principios activos de las plantas. Suelen emplearse con diversos fines si bien se aprovechan mayoritariamente los efectos sedantes, estimulantes, relajantes o terapéuticos de las plantas.

Dentro de la tipología tisanas se pueden realizar las siguientes preparaciones:

❑ **Infusiones:** Es el método más frecuente de extracción de los principios activos de una planta, consiste en verter agua caliente sobre las partes más tiernas de una planta (hojas o flores) y dejar reposar entre 5 y 10 minutos.

❑ **Decocciones:** Es el método de extracción de los principios activos de una planta. Consiste en hacerla hervir en agua a fuego lento varios minutos. Se suelen emplear las partes más duras de una planta como las raíces, los tallos, las cortezas o las semillas, por lo general finamente desmenuzadas.

❑ **Maceraciones:** Es el método de extracción de los principios activos de una planta consistente en dejar reposar una hierba en agua fría durante un período que puede oscilar entre las seis horas y las diversas semanas.

Las tisanas pueden conservarse con todas sus propiedades hasta un día entero si se conservan en la nevera. Algunos ejemplos de tisanas son:

❑ **Tisana de eucalipto:** Excelente para los procesos gripales y catarrales (especialmente en los estadios iniciales). También es muy eficaz para los diabéticos ya que hace que la glucosa no pase de inmediato al torrente sanguíneo. Tomar de una a tres infusiones al día final de las comidas en lugar de café.

❑ **Tisana de belladona:** Excelente en estados dolorosos generales, amigdalitis, anginas, etc. Tomar infusiones calientes y endulzadas con miel varias veces al día en caso de dolor y en caso de amigdalitis también varias veces al día y al acostarse.

❑ **Tisana de valeriana:** Excelente para los trastornos cardiocirculatorios vegetativos y funcionales, hipotensión, trastornos del ritmo cardiaco, estados de nerviosismo, insomnio. Tomar infusiones varias veces al día, especialmente para el insomnio, un cuarto de hora antes de acostarse.

❏ **Tisana de equinácea:** Excelente para el sistema inmunitario deficitario, además en todos los casos de gripe, catarros, amigdalitis, rinitis, faringitis y también en todo tipo de infecciones. Tomar varias infusiones al día y si se emplean para vías respiratorias deben ser calientes y con miel.

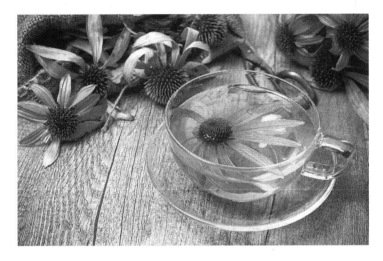

❏ **Tisana de caléndula:** Excelente para las supuraciones cutáneas y heridas de cicatrización difícil, heridas contusas y por desgarro y heridas de cicatrización defectuosa. Congelaciones y quemaduras cutáneas superficiales. También se usa una cataplasma mojada de la infusión para quemaduras grandes.

❏ **Tisana de cáscara de naranja amarga:** Excelente para el herpes zoster, eccemas y purulencias. Tomar varias tisanas en el día sin endulzar, aplicarse en los herpes o eccemas e incluso aplicar compresa empapada en la infusión. Tiene la virtud de calmar el dolor rápidamente.

❏ **Tisana de tila:** Excelente para todos los trastornos nerviosos, además es una gran ayuda para los catarros o gripes, ya que es sudorífica. Tomarla varias veces al día en los casos de estados nerviosos, o para favorecer la circulación de las vías respiratorias, aunque en este caso debe tomarse caliente y con miel al acostarse.

❏ **Tisana de manzanilla:** Excelente en todos los procesos digestivos y del sistema nervioso central. Tomar una infusión después de las comidas en lugar de café o cada vez que sienta una especial estado de intranquilidad.

❏ **Tisana de poleo:** Excelente en todos los procesos digestivos y muy eficaz en los procesos de garganta (faringitis, laringitis, amigdalitis). Tomar una infusión después de las comidas y en caso de problemas de vías respiratorias, tomarla también antes de acostarse caliente y con miel. .

❏ **Tisana de espliego o lavanda:** Excelente en los procesos respiratorios de vías altas (rinitis, sinusitis, faringitis y laringitis). Tomar una infusión varias veces al día y especialmente antes ir a dormir.

Las tinturas

Las tinturas se obtienen después de dejar macerar la parte más aprovechable de una planta durante varios días en alcohol y agua. Las tinturas de mayor calidad aprovechan la planta fresca, no desecada, sumergiendo la parte de la planta donde reside mayormente el principio activo de la planta, esto es, sus tallos o sus hojas o su raíz o bien sus semillas. Tras varios días de maceración se cuela la mezcla y se obtiene la tintura con todo el principio activo de la planta.

El principal obstáculo de este método es que se precisa bastante cantidad de planta fresca para obtener unas gotas de aceite esencial. Por tanto, hay que deducir que la efectividad de una tintura es mucho más elevada que la de una infusión.

Ventajas de las tinturas

Las tinturas presentan una serie de ventajas respecto a otros métodos que también extraen los principios activos de las plantas:

- Las plantas medicinales tienen una vida más larga al conservar sus principios fundamentales en alcohol.
- En muchos casos el alcohol es capaz de extraer más principios activos que el agua de la infusión o de la decocción.
- Se escoge la materia prima de una planta y se puede usar muy fresca: bien adquiriendo toda la materia prima en un sitio de confianza, o bien empleando la planta recién cortada que hayamos cultivado nosotros mismos.
- Disponibilidad de las plantas: la tintura nos garantiza que tendremos la planta por más tiempo en perfectas condiciones disponible en la despensa, sin tener que preocuparnos por renovar productos periódicamente para un momento de necesidad.
- Es una buena solución para quienes tienen poco tiempo, o para aquellos que viven solos o no tienen a nadie que les pueda hacer preparados de plantas cuando están en baja forma.

Para realizar una tintura en casa hay que seguir unos pasos fundamentales:

❏ Se sumerge la planta seca en alcohol etílico. La proporción suele ser de una parte de planta por cinco de alcohol.

❏ Se colocan las hierbas dentro de un recipiente de cristal y se sumergen en el alcohol. Una tintura siempre se debe hacer en un recipiente de vidrio. No son adecuados los recipientes de plástico porque desprenden compuestos tóxicos.

❏ Se debe mantener la mezcla entre diez y veinte días, removiéndola un poco todos los días.

❏ Luego se filtra con una gasa y se vierte el líquido de la tintura en un tarro de cristal seco y limpio.

❏ Conservar en un envase de cristal.

Debido al elevado contenido en alcohol de este tipo de preparaciones y a su concentración en principios activos, las tinturas siempre se deben diluir en agua u otra bebida para tomarse. Lo más aconsejable es tomar de una a dos gotas de tintura diluidas en un vaso de agua.

Las indicaciones más comunes para las tinturas son:

❏ **Problemas de riñón y de vejiga:** hojas de abedul, cola de caballo, hoja de fresno, vara de oro y ortiga.

❏ **Alteraciones del sueño y nerviosas:** avena, valeriana, pasiflora, melisa y lavanda.

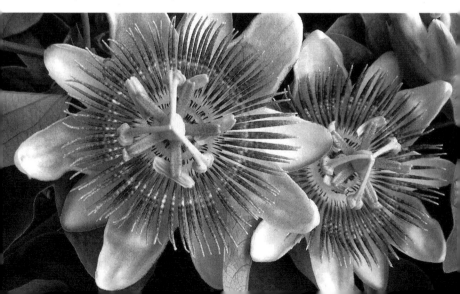

❏ **Dificultades digestivas:** melisa, lavanda, salvia y alcachofera.

❏ **Alteraciones cardiovasculares:** pasiflora y romero.

❏ **Artritis:** hoja de fresno, hoja de abedul, ortiga, romero y hoja de grosellera negra.

❏ **Enfermedades del hígado y la vesícula:** diente de león, cardo mariano y hojas de alcachofera.

❏ **Molestias menstruales:** manzanilla, menta, milenrama y hoja de grosellera negra.

El tiempo de vida de una tintura depende de las condiciones de conservación y manipulación a que la hayamos sometido. También depende de si se ha realizado con la planta seca o bien con la planta fresca. En general se puede decir que una tintura puede mantenerse un mínimo de cinco años en buen estado. De todas maneras, cuanta más agua tenga la materia vegetal y menor sea la graduación en alcohol, menor será el tiempo de duración.

Las tinturas no solo se toman diluidas como uso interno, sino que también pueden ser un excelente complemento en su uso externo, siendo diversas las posibilidades de aplicación. Se pueden usar directamente o combinadas con otros elementos masajeando un área dolorida, se pueden añadir al baño, directamente sobre la piel, el cabello, como enjuague bucal, en forma de gárgaras, etc. También se pueden usas a modo de compresa, empapando un paño en la tintura, por ejemplo.

Las cápsulas

Las cápsulas de plantas medicinales se pueden comprar directamente en un herbolario de confianza o bien prepararlas en casa. La ventaja que presenta este preparado es que algunas hierbas tienen muy mal sabor si se toman directamente en tintura, en gotas o infusión. De esta manera pasan directamente al estómago donde realizan su efecto. Sin embargo, esta preparación presenta el inconveniente que no se estimulan las papilas gustativas de la lengua, lo que puede reducir el efecto terapéutico.

Para prepararlas en casa en primer lugar es necesario picar bien las hierbas hasta convertirlas en polvo. Las cápsulas abiertas de gelatina servirán para cubrir la combinación elegida del polvo de las plantas. Una vez confeccionadas, se introducen en un recipiente bien etiquetado, con cierre hermético y se guardan en un lugar fresco y oscuro.

Algunas personas con problemas digestivos pueden resultarles poco efectiva esta manera de tomar las hierbas medicinales y prefieran las tinturas o las tisanas. Esto es debido a que es más difícil asimilar las pastillas en forma de cápsula. De todas maneras, algunas hierbas tienen muy mal sabor al tomarlas en forma líquida, como la cayena por ejemplo. Entonces resulta más práctico tomarlas en forma de pastilla. En otros casos, algunas hierbas se toman específicamente para el tracto digestivo, como el olmo rojo para la indigestión, y entonces han de ingerirse sí o sí en forma de cápsula.

Lavados y baños

Otra manera de que resulten efectivas las plantas medicinales es tomando un baño con la decocción o la infusión de una planta. Muchas mujeres padecen hongos vaginales. Para paliarlos basta con un lavado o una ducha vaginal con decocción de hydrastis y mirra, colada, diluida y enfriada. Para reducir la caspa y conseguir un pelo brillante se puede emplear una decocción de ortiga, nogal americano y mielenrama, vertiendo la mezcla sobre el cabello después de lavado y aclarando a continuación. Para los casos de insomnio se puede probar con un baño caliente en el que se ha vertido una infusión de valeriana.

Los baños herbales pueden tener diferentes propiedades dependiendo de la planta que se emplee:

❑ **Baño de manzanilla:** Se trata de una planta con propiedades relajantes, y un baño de manzanilla ayuda a aliviar el estrés, también es útil para conciliar el sueño y para calmar a los bebés inquietos.

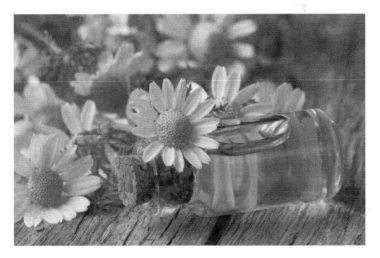

❑ **Baño de eucalipto:** El eucalipto es una planta con un aroma característico refrescante, se utiliza para aliviar la congestión, también es vigorizante y puede ayudar a paliar el dolor de cabeza. Se puede agregar al baño algunas gotas de zumo de limón.

❑ **Baño de lavanda:** Se trata de una planta de aroma agradable y perfumado, es ideal para la relajación muscular y con-

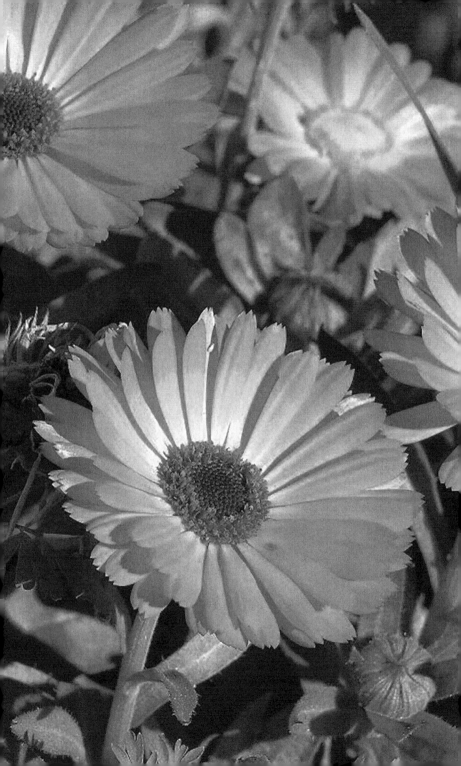

tra el estrés, ayudando a relajar cuerpo y mente. Para mejorar la experiencia del baño de lavanda, se suelen agregar pétalos de rosa y cinco gotas de aceite esencial de salvia.

❏ **Baño de melisa:** Con su aroma cítrico, la melisa tiene excelentes propiedades relajantes, además de ser un poderoso estimulante.

❏ **Baño de romero:** El romero puede ayudar a combatir la congestión y es útil en casos de asma y alergias. Se puede preparar un baño de romero con diez gotas de aceite esencial de romero disueltas, o bien dos tazas de infusión de esta planta.

❏ **Baño de hinojo:** El aroma del hinojo puede resultar muy agradable, y un baño de esta planta es estimulante, además de ayudar a desintoxicar nuestro cuerpo.

❏ **Baño de caléndula:** Esta flor suele utilizarse frecuentemente para la salud de la piel, es buena para calmar la irritación, los picores y síntomas de eczema, además se puede utilizar para aliviar la comezón por picaduras de mosquitos. Se trata de un baño excelente para las personas con piel seca.

❏ **Baño de albahaca:** Su agradable aroma es estimulante, ayudándonos a sentirnos renovados, especialmente después de un largo día de trabajo.

❏ **Baño para el dolor de cabeza:** La combinación de ciertos aceites esenciales o plantas pueden tener mejores resultados para mejorar un dolor o problema, como en el caso del dolor de cabeza. Una mezcla de seis gotas de aceite esencial de romero, con cuatro gotas de aceite esencial de pino y de eucalipto pueden aliviar el dolor de cabeza e incluso mejorar dolores musculares.

❏ **Baño para las hemorroides:** Un baño tibio o caliente puede mejorar y aliviar el dolor o síntomas relacionados con las
hemorroides, pero añadir hierbas como el té negro hace de
este baño un remedio más eficaz. También se puede recurrir
a la consuelda y a la hierba de san Juan con este fin.

❏ **Baño para el eczema:** Aunque el principal ingrediente de
este baño es el bicarbonato de sodio, vale la pena mencio-
narlo, puesto que puede aliviar la picazón. Prepara un baño
tibio con media taza de bicarbonato de sodio y unas gotas
de mirra o benjuí, permanece en el baño entre diez y quince
minutos y a continuación secar la piel.

Compresas y cataplasmas

Otro método efectivo consiste en aplicar compresas sobre la
zona a tratar. La compresa no es más que un trozo de tela
mojado en una infusión de hierba. Compresas y cataplasmas
ayudan en el tratamiento de diversas enfermedades. Y se
pueden potenciar aún más sus efectos si se complementan
con arcilla medicinal, patata o linaza. Para tratar los furúnculos,
por ejemplo, se puede emplear una compresa bañada en
manzanilla. Para los casos de bronquitis o neumonía se puede
preparar una cataplasma con cebolla y miel, y en los casos
de picaduras de insectos se utiliza un emplasto de llantén.

Algunos ejemplos de tratamientos con compresas curativas
son:

❏ **Compresa de linaza para madurar orzuelos y furúnculos
y para las personas que sufren de sinusitis, inflamaciones
del seno maxilar y bronquitis:** Hervir durante diez minutos de
200 a 500 g de linaza (según la superficie que se desea tratar)
en una taza de agua y luego llenar de linaza la bolsa de paño

de hilo. Se aplica sobre el lugar afectado o donde se sienta el dolor y se deja actuar durante cinco minutos. Recalentarla y volver a aplicarla varias veces.

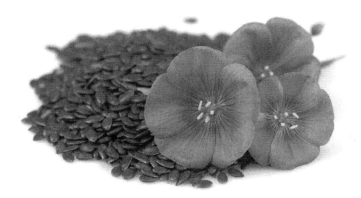

❏ **Compresa con arcilla, barro, fangos o lodos:** Este tipo de compresa es recomendada para personas con estados dolorosos de la columna vertebral, tensiones musculares, lumbalgias o neuritis. Calentar de 200 a 500 g de barro, fango o arcilla medicinal en un paño de hilo a 45 °C y aplicarlas a la zona deseada. Luego se debe dejar reposar a continuación de 30 o 60 minutos. Esta compresa debe ser aplicada solo una vez al día.

❏ **Las compresas de vapor:** Son el recurso ideal para sustituir los baños o las envolturas, y son utilizados para aliviar las molestias de los miembros afectados, mitigar los dolores y eliminar las tensiones. Tomar un paño de franela por los dos extremos e introducirlo por la mitad en agua hirviendo. Al sacarlo, estirarlo bien, retorcerlo para que se escurra el agua y aplicarlo con cuidado sobre la región adolorida. Después se debe levantar el paño brevemente una y otra vez hasta que la temperatura resulte agradable. Los dos extremos secos se doblan como protectores térmicos junto con el segundo paño y, luego, se cubre la compresa con una manta. Si es preciso, la compresa puede renovarse dos o tres veces.

❏ **Compresa de árnica para golpes y hematomas:** Otra forma de compresa de vapor más eficaz aún, se obtiene añadiendo hierbas medicinales como el árnica, romero y tomillo al agua hirviendo. El árnica reduce rápidamente los hematomas, refuerza la acción paliativa en el tratamiento terapéutico de las distensiones, contusiones, dislocaciones, dolores musculares y articulares, hinchazones producidas por magullamientos y lesiones. En el caso del romero y el tomillo, estas hierbas activan el riego cutáneo. Hervir un litro de agua con dos cucharadas de hierba seca de árnica. Se deja reposar diez minutos y se cuela. Se empapa con este líquido una franela, que se aplica lo más caliente posible sobre la zona afectada. Para conservar el calor se cubre con un segundo paño de franela y, luego, con una manta de lana. Dejar puesta la compresa mientras siga desprendiendo calor.

❏ **Compresa para la conjuntivitis:** Alternar compresas de agua fría con tibias dejando cada una por cinco minutos sobre los ojos. Las frías encogen los vasos sanguíneos agrandados, aliviando así los ojos enrojecidos y la inflamación que acarrea la conjuntivitis. Las compresas tibias, por el contrario, alivian la irritación.

❏ **Compresa de manzanilla para ojeras:** Aplicar compresas tibias de infusión de manzanilla durante diez minutos dos veces al día.

❏ **Compresa de aciano para orzuelo:** Verter 20 g de flores de aciano en un litro de agua que esté hirviendo. Tapar y dejar refrescar un poco. Aplicar compresas tibias empapadas con esta infusión sobre la zona afectada por el orzuelo.

❏ **Compresa para las varices:** Colocar en una licuadora una penca de aloe vera o sábila, tres cucharadas de vinagre de manzana y una zanahoria picada. Licuar hasta obtener una pasta homogénea. Aplicar suavemente sobre las varices y dejar puesta durante 30 minutos. Retirar con abundante agua fresca.

Se pueden preparar bálsamos o ungüentos de la manera más sencilla: se colocan las hierbas cubiertas con aceite de oliva y cera de abeja en una fuente que debe ir al horno. Se tapa y se dejan un par de horas a 120°. Se vierte el preparado en un plato frío y se va depositando en pequeños tarros de cristal que cierren lo más herméticamente posible.

3. Terapias naturales para el bienestar corporal

La naturopatía concibe la enfermedad como un conjunto de desajustes en el campo energético del paciente. Por este motivo su objetivo no solo se limita a paliar los síntomas sino que trata de ayudar al conjunto orgánico y emocional de la persona para lograr el equilibrio y con ello la curación.

El término naturopatía es acuñado por primera vez por Benedict Just en 1902 en los EE.UU. para definir un sistema terapéutico de curación natural que representase una síntesis de distintas terapias naturales para el cuidado y recuperación de la salud. Su objetivo era (y es) ofrecer a los pacientes una medicina más humana y con una filosofía holística o integra, esto es, una medicina que reconozca al ser humano como una entidad total: además de un cuerpo físico también valorar su componente emocional, mental y espiritual.

La naturopatía ofrece una serie de métodos sencillos para ayudar al cuerpo a volver a su estado de bienestar óptimo. El organismo humano tiene la capacidad vital de regenerarse por sí mismo, solo es preciso estimular las capacidades de autocuración y recuperación de cada persona. ¿Cómo? Pues cuidando la alimentación, eliminando las toxinas, estimulando el sistema inmunitario, etc. Los cimientos del bienestar están constituidos por una vida sana, en la que se da importancia fundamental al descanso, a la nutrición de calidad, al sol y al aire fresco, a la higiene y al ejercicio, pero también a los pensamientos positivos a la hora de afrontar los retos cotidianos. También influye tener alrededor un ambiente adecuado, en el que no prime el estrés ni la preocupación, ni la rabia o el miedo.

Los pilares de la naturopatía

La naturopatía basa su trabajo en tres estructuras fundamentales a la hora de vivir una vida plena en equilibrio:

- Alimentación: Se recomiendan alimentos naturales, tanto en su composición, preparación, manufacturación, cultivo y propiedades. Una nutrición desequilibrada o irregular produce unas carencias y por lo tanto una pérdida de la salud. La desintoxicación es una manera de recuperar la salud ya que la intoxicación es una acumulación de errores.
- Cuerpo: Se trabajan todas las técnicas en las que se utilizan como elemento básico las manos. Aquí entran todo tipo de masajes, quiromasaje, reflexologia podal, auricular o de otras partes del cuerpo, masajes orientales para estiramientos, regulación de los puntos de energía, drenaje linfático manual, correcciones posturales, etc. Estos masajes se recomiendan para aliviar procesos y como medida de mantener una buena forma física.
- Mente: Se trabaja en la aplicación de las funciones cerebrales y los elementos que posee la persona para obtener el estado optimo de salud, por ejemplo la relajación, técnicas de respiración, el pensamiento positivo, la visualización creativa, charlas. Así prevalecerá el optimismo, la paz mental, la confianza y la creatividad.

A través de simples medios naturales es posible recuperar y mantener la salud mediante un estilo de vida adecuado. La naturopatía, en ese sentido, plantea lo que se llama un método holístico que abarque el cuerpo y la mente y no solo una parte fragmentada del mismo.

Para la naturopatía, la enfermedad es consecuencia de unos hábitos perniciosos que permiten que se acumulen toxinas en el interior de organismo. La enfermedad procedería pues, del interior de la persona, no del exterior. Cuando un germen ataca y hace mella en el cuerpo, lo hace porque el sistema inmunitario se halla desequilibrado y, por tanto, debilitado. La vitalidad estaría forjada por el plano estructural, bioquímico y emocional y sería un reflejo de los cuatro cuerpos del sanador psíquico (físico, mental, emocional y espiritual). El proceso de curación se ha de apoyar en estos planos para resolver una enfermedad.

Características de la naturopatía

- No es agresiva por lo que el cuerpo humano la acepta sin problemas.
- Utiliza productos de la naturaleza, evitando los preparados químicos.
- No experimenta con animales ni contamina el medio ambiente.
- Tiene una experiencia probada de miles de años de antigüedad.
- Fácil de aplicar y siempre responde en la medida en que la aceptamos.
- Conocidas las pautas generales pueden aplicarse por la propia persona.

La curación estructural significa trabajar con el sistema óseo, bien sea mediante la osteopatía o bien mediante la quiropráctica. Los dolores de espalda o las migrañas, por poner dos ejemplos, suelen ser producto de subluxaciones de columna. Al trabajar manualmente en el sistema músculo-esquelético, el cuerpo vuelve a su posición primigenia, liberando tensiones corporales. Y es que la columna vertebral controla el 100% de las funciones orgánicas del cuerpo a través del sistema nervioso. Cualquier compresión, desplazamiento o luxación de alguna vértebra puede convertirse en un mal funcionamiento de un órgano o músculo del sistema.

La curación bioquímica hace referencia a emplear una nutrición adecuada, con la menor cantidad posible de aditivos o sustancias contaminantes, ya que estos afectan a los fluidos corporales, a la digestión y al resto de funciones orgánicas. Los alimentos refinados, las sustancias nocivas (como el alcohol, el café, el tabaco) desequilibran la composición bioquímica del cuerpo humano. Es bueno realizar, de tanto en tanto, breves períodos de ayuno con el fin de desintoxicar el organismo. Ayunos que pueden no ser completos, sino parciales, a base de zumos o alimentos orgánicos vegetales, como caldos de verduras diferentes, por ejemplo. Esto es muy útil para volver a equilibrar un cuerpo que se ve sumido en algún tipo de enfermedad.

Para limpiar el organismo por dentro hay algunos alimentos que es mejor evitar, estos son:

- El trigo,
- la levadura,
- la sal,
- los lácteos (solamente dos veces por semana, yogur natural),
- el café,
- el alcohol,

- los aditivos y conservantes,
- el azúcar blanco,
- los productos enlatados,
- el chocolate,
- las gaseosas.

Para sustituir estos alimentos pueden usarse:
- Harina de trigo integral, mezclada con harina de gluten,
- harina de centeno,
- pan de soja,
- pan de harina integral,
- levadura fresca en vez de levadura seca,
- sal marina,
- queso y leche de soja,
- infusiones de hierbas,
- café de malta,
- fructosa o miel en vez de azúcar,
- agua mineral,
- algarroba (en vez de chocolate).

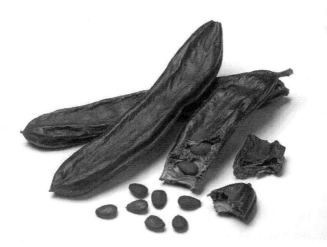

Las emociones son fundamentales para tener una buena salud. Las creencias negativas generan emociones negativas, una persona se torna más vulnerable y dispuesta a contraer enfermedades ya que su sistema inmunológico se ve debilitado. En cambio, las emociones positivas son beneficiosas a la hora de recuperarse de una enfermedad.

Otro factor que influye en el plano emocional es el estrés. La naturopatía considera que el estrés es un desequilibrador hormonal, por lo que resulta especialmente perjudicial en el caso de las mujeres. El estrés deprime el sistema inmune y estimula una producción excesiva de adrenalina, generando tensiones en el plano corporal. Esto significa también, que las glándulas suprarrenales han de trabajar por encima de sus capacidades, abriendo así la puerta a las enfermedades. La curación femenina considera que hay un componente emocional en todas las enfermedades y que ese componente ha de ser liberado para que ocurra la curación completa.

La depresión es una emoción que afecta al estado anímico, a la manera de pensar y de concebir la realidad. Afecta al ciclo normal de sueño-vigilia, a la pérdida de apetito, también se altera la autoestima. La depresión no es lo mismo que un estado pasajero de tristeza. Está provocada por el resultado de la acción combinada de factores químicos, hormonales, genéticos o del entorno en el que nos encontramos.

Herramientas naturopáticas

- Fitocomplementaria (utilización de plantas que potencian el poder innato del organismo para el equilibrio).
- Alimentaria (consejos alimentarios y modos de alimentación que se ajusten a las necesidades y preferencias individuales: mediterránea, macrobiótica, paleolítica).
- Manual (técnicas manuales que equilibran a través de la relajación, bienestar y postura corporal: osteopatía, shiatsu, masaje relajante).
- Sensorial (actúa sobre los sentidos, equilibrando todos los planos: musicoterapia, cromoterapia, aromaterapia).
- Estímulos naturales: hidroterapia, geoterapia.
- Funcional (dosis ínfimas que posibilitan el equilibrio en el terreno funcional y energético del organismo: homeopatía, sales de schussler , oligoterapia).
- Psicofísica (técnicas de relajación y control mental que restablecen el equilibrio entre cuerpo y mente).
- Energética (estimulación de campos energéticos específicos para lograr un estado óptimo de salud: auriculopuntura, flores de Bach, magnetoterapia, biorresonancia).

Hay dos formas principales de tratamiento naturopático. En uno se destruyen las toxinas del cuerpo (principio catabólico), mientras que otro sirve para construir y regenerar (principio anabólico). El primero incluye el ayuno, los baños y la hidroterapia en general, la alimentación que contribuye a destruir las sustancias dañinas (como el vinagre de manzana) o la fitoterapia. El tratamiento anabólico fortalece y estimula el sistema inmunológico a base de hierbas y vitaminas, ejercicio físico, etc.

Tratamientos naturopáticos

Muchos tratamientos empleados por el naturópata de hoy en día vienen avalados por la tradición y el sentido común. Fueron empleados antaño por las sociedades matriarcales en las que las mujeres tenían un papel predominante.

El polen de abeja

El polen de abeja ha sido utilizado en la medicina natural desde la antigüedad, principalmente por sus efectos energizantes, por ser una excelente fuente nutricional y ser uno de los antioxidantes más potentes de la naturaleza.

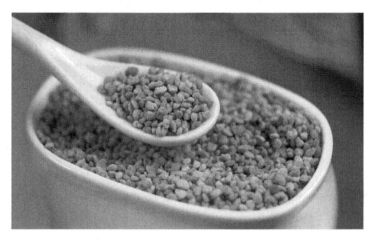

El polen de abeja procede del que se encuentra en las flores que, al ser recogido por las abejas para su alimentación, recibe un tratamiento natural por parte de estos insectos al mezclarlo con néctar y miel.

El polen actúa como estimulante y energizante del cuerpo, otorgando casi de inmediato una sensación de bienestar, gozo y ánimo por vivir. Es una gran rejuvenecedor, equilibra el sistema inmunológico, purifica la sangre y depura el sistema digestivo.

Afecciones que cura el polen de abeja

- Regula el apetito.
- Anemia.
- Delgadez.
- Problemas de la piel.
- Infecciones.
- Estreñimiento y diarrea.
- Estados de debilidad muscular y cerebral.
- Alergias.
- Regula el sistema glandular.
- Enfermedades cardiovasculares.

Es importante el polen de abeja en el caso de ciertos trastornos femeninos, como los menstruales. Y es que el polen equilibra las hormonas del sistema reproductor, es beneficioso durante el embarazo y para la producción de leche materna, además de disminuir los síntomas de la menopausia. Puede prevenir la aparición de tumores malignos en los pechos. Tanto el própolis, como la jalea real o la misma miel tienen unos beneficios similares.

Nina Thompson

El ajo

El ajo es un poderoso desintoxicante del organismo. Empleado ya durante la Edad Media como remedio para las epidemias, hoy en día se ha comprobado científicamente sus excelentes facultades bactericidas.

Es un antiséptico general que regula la flora intestinal, oponiéndose a la instalación de ciertas bacterias peligrosas. Es muy recomendable en los casos de flatulencia, diarrea, pesadez, calambres, etc. El ajo estimula la secreción de los jugos estomacales, desinfectando el organismo, curando el estreñimiento y ejerciendo una importante labor preventiva en los casos de cáncer.

El ajo reduce la tensión arterial, suaviza los vasos sanguíneos (combate la arterioesclerosis), regulariza el índice de colesterol y favorece la acción de los glóbulos rojos transportadores de oxígeno.

Es un gran expectorante que además combate los estados reumáticos y mejora, en el caso de las mujeres, la candidiasis sistémica, las infecciones vaginales por hongos y las infecciones de vejiga recurrentes.

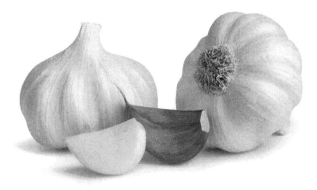

Preparación del ajo

- **En infusión (combate la arteriosclerosis):** Cortar en trocitos 50 g de ajo y ponerlos en remojo en 200 ml de alcohol de 60° durante 10 días. Tomar 1/2 cucharadita cada noche con un poquito de azúcar. El tratamiento no tiene limitación de tiempo.
- **En decocción:** Para estimular la circulación, combatir la gota, contra la hipertensión y los trastornos que provoca, como antiséptico pulmonar e intestinal, para combatir la gota y la artritis. Poner una cabeza de ajo por un litro de agua o caldo. Hervir y colar. Tomar 3 tazas al día.
- **En infusión (combatir el asma bronquial):** 100 g de ajo cortado en trocitos. Tener en remojo durante una semana. Tomar media cucharadita antes de acostarse.
- **Cataplasma (remedio antirreumático):** Reducir unos dientes de ajo a pasta machacando en el mortero, y aplicarla sobre la parte dolorida.
- **Maceración (para el sistema cardiocirculatorio y digestivo, bronconeumonias, reumatismos, abcesos):** Dejar macerar varios dientes de ajo frescos en un litro de agua y tomar dos cucharaditas al día antes de las comidas.

El vinagre de sidra de manzana

Se trata de uno de los remedios naturopáticos más útiles para las mujeres por sus muchos beneficios. El vinagre de manzana es un agente que lucha natural y eficazmente contra las bacterias, ya que contiene muchos minerales vitales y oligoelementos tales como potasio, calcio, magnesio, fósforo, cloro, sodio, azufre, cobre, hierro, silicio y flúor que son vitales para un cuerpo sano.

Además de ser un elemento muy apreciado en la gastronomía, el vinagre de manzana es fundamental en la botica de casa ya que limpia el organismo y lo regenera. La pectina que contiene ayuda a regular la tasa de azúcar y el colesterol del organismo, y es excelente para la salud del intestino. Aporta calcio a los huesos y equilibra el metabolismo general del cuerpo. Es conocido como "el elixir de la eterna juventud", puesto a que ayuda en la regeneración celular.

Un consumo regular ayuda a las mujeres en fase de menopausia ya que actúa contra los sofocos, el cansancio repentino, los nervios y el estrés. También es aconsejable tomarlo para paliar un resfriado, las infecciones bucales, los dolores de garganta, las caries dentales y la hipertensión.

Su sabor es fuerte y ácido, por lo que se aconseja tomarlo diluido. Es aconsejable mezclar una cucharada de vinagre con un vaso de agua o bien diluirlo en un té de plantas o de hierbas.

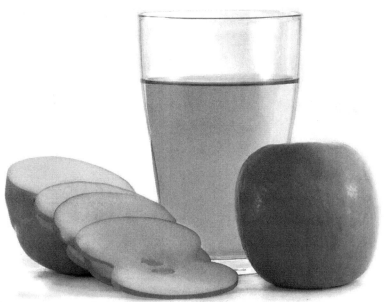

Beneficios del vinagre de manzana

- Rico en enzimas y potasio.
- Mantiene saludable el sistema inmunológico.
- Ayuda a mejorar el estreñimiento.
- Controla el peso, rompiendo las grasas para que el cuerpo pueda utilizarlas en lugar de almacenarlas.
- Ayuda para el dolor y rigidez articular.
- Aclara las manchas en la piel.
- Promueve la digestión y el equilibrio del ph.
- Calma las gargantas secas y reduce infecciones de los senos paranasales.
- Equilibra el colesterol alto.
- Previene la intoxicación alimentaria.
- Elimina las toxinas del cuerpo.
- Mejora el metabolismo que estimula la pérdida de peso.
- Ayuda a reducir el mal aliento.
- Es un remedio natural para la diarrea.
- Reduce los niveles de glucosa en la sangre.
- Alivia los dolores menstruales.
- Reduce la aparición de la celulitis.

4. Sales celulares y remedios homeopáticos

De la misma manera que el sol produce reacciones bioquímicas en los seres humanos que parecen ser imperceptibles a simple vista, las dosis homeopáticas actúan de la misma manera, provocando reacciones biológicas con dosis extremadamente ínfimas.

Las sales celulares

Las sales celulares, también conocidas como sales de Schüssler debido a su descubridor, son unos preparados homeopáticos basados en los compuestos inorgánicos presentes en las células del organismo humano.

El doctor Schüssler estableció que la pérdida de la salud era debida, en muchos casos, a la falta de ciertos minerales en las células. Como resultado de sus investigaciones descubrió que si los tejidos no recibían de la sangre la cantidad adecuada de cada una de las doce sales bioquímicas principales, se alteraba el movimiento celular de las sales en los tejidos y, consecuentemente, se producía un desequilibrio en el funcionamiento de las células y su metabolismo, lo que producía las enfermedades.

Este sistema terapéutico consiste en preparar doce remedios, cada uno de los cuales contiene una sal inorgánica, reducida en unos casos a la potencia homeopática sexta decimal (6d) y en otros casos a la tercera decimal (3d), tamaños casi infinitesimales que facilitan la circulación y la asimilación en las células y tejidos del organismo.

Al suministrar las sales en forma muy diluida a sus pacientes, el doctor Schüssler observó que estos se protegían preventivamente o bien aliviaban sus enfermedades. Y es que cada una de las sales bioquímicas produce reacciones que permiten al cuerpo realizar cada una de sus funciones vitales.

Las sales de Schüssler no proporcionan al organismo los minerales que necesita, sino que ayudan a este a compensar las alteraciones en la distribución y absorción de los minerales.

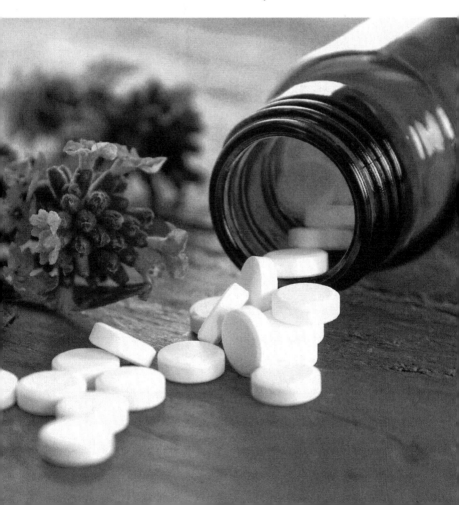

Las bases de la teoría del doctor Schüssler

Las bases fundamentales de la teoría del Dr. Schüssler, tal y como este las expuso son las siguientes:

- Las enfermedades no aparecen si el metabolismo celular es normal.
- El metabolismo celular se mantiene en su normalidad siempre que la nutrición celular sea la adecuada.
- Los nutrientes pueden ser tanto de naturaleza orgánica como inorgánica.
- El cuerpo humano está formado por 12 sales minerales o sales tisulares.
- La capacidad de las células del organismo para asimilar, excretar, y posteriormente utilizar el material nutricional resultará alterada si existe un déficit de los constituyentes minerales inorgánicos (sales tisulares).
- Cuando dicho equilibrio se altera, aparece un estado anómalo que conduce a la enfermedad.
- Se puede restaurar una correcta nutrición celular y quedar el metabolismo normalizado suministrando las sales minerales requeridas en una forma finamente dividida y fácilmente asimilable.

❏ **Calcium fluoratum D6:** Esta sal proporciona elasticidad a los tejidos ya que actúa sobre el tejido conectivo y la superficie de los huesos. Es la sal indicada cuando aparece un debilitamiento provocado por un sobreesfuerzo o bien un estado de relajación prolongada. Es beneficiosa para la circulación lenta, las estrías de la piel, los déficits en el esmalte dental o la debilidad muscular.

❏ **Calcium phosphoricum D6:** Ayuda en la recuperación tras una fractura ósea, elimina el dolor del crecimiento, la debilitación del organismo, es útil contra los espasmos musculares, el hormigueo y la rigidez de brazos y piernas, el nerviosismo o la propensión a tener hemorragias nasales y picores en la piel.

❏ **Ferrum phosphoricum D6:** Es la encargada de fortalecer el sistema inmunológico, jugando un papel fundamental en la unión de las moléculas de oxígeno con los glóbulos rojos. Regula, pues, la circulación sanguínea y permite que el cuerpo absorba mejor el hierro procedente de los alimentos y así transportarlo hasta la zona del organismo que más lo necesite. Es adecuada para las heridas, los arañazos, las contusiones, los esguinces, las quemaduras del sol y las infecciones acompañadas o no de fiebre.

❏ **Kalium chloratum D6:** Esta sal regula el metabolismo de las membranas mucosas. También se responsabiliza de eliminar el agua del organismo, regulando los líquidos corporales y encargándose del buen funcionamiento de músculos y nervios. Es importante para el metabolismo del azúcar y las proteínas así como del control de la actividad estomacal e intestinal. Es una sal que cura inflamaciones de la piel, también callos, verrugas o cicatrices.

❏ **Kalium phosphoricum D6:** Esta sal ayuda a tratar el agotamiento mental, emocional y físico. Es una sal que sirve para que los nervios y los músculos funcionen correctamente, evitando el deterioro del tejido celular. Tiene la función de regular el contenido en potasio, por lo que puede estabilizar los nervios, la mente, las emociones y en general las funciones principales del cuerpo humano. Combate la falta de energía, el desánimo, los calambres y la hiperactividad en los niños.

❏ **Kalium sulfuricum D6:** Es una sal depuradora, ya que elimina las toxinas del organismo y ayuda en el transporte del oxígeno desde los pulmones hasta las células. Es una sal que se encuentra en la piel, los huesos, los músculos y las uñas, por lo que su déficit puede ocasionar ciertos trastornos en estos sistemas. El Kalium sulfuricum estimula la formación de las células del cabello, por lo que es muy útil para combatir la alopecia, y cura las heridas y las erupciones. Puede paliar las alteraciones cutáneas crónicas, las heridas de lenta curación, las erupciones purulentas y las escamas que supuran en la piel.

❏ **Magnesium phosphoricum D6:** Esta sal tiene la virtud y la capacidad de eliminar los calambres y los espasmos musculares, participando en el fortalecimiento de los huesos, músculos y nervios. Es un excelente remedio bioquímico para aliviar los calambres y los dolores, puesto que disminuye la actividad en los nervios y los músculos. Es una sala adecuada para los picores de la piel, los calambres, la inflamación de los nervios de cualquier parte del cuerpo y la tensión muscular general.

❏ **Natrium chloratum D6 (NaCl):** Es la sal que regula el metabolismo hídrico, esto es, los niveles de agua en el cuerpo. Es una sal que se muestra muy eficaz tanto cuanto hay un exceso de líquidos en el cuerpo ocasionando edemas, por ejemplo, como cuando sucede una falta de hidratación por la sequedad de la piel. Es muy adecuada para las erupciones, las escamas de la piel, la dermatitis, el herpes zoster, las picaduras de insectos y las úlceras en piernas y piel.

❏ **Natrium phosphoricum D6:** Sus efectos laxantes sirven para controlar el exceso de acidez del cuerpo humano. Es una sal que puede ser fundamental para controlar la tenden-

Nina Thompson

cia a aumentar el peso, ya que normaliza el metabolismo y regula el equilibrio ácido-base. Suele emplearse para tratar las patas de gallo, la piel grasa, la seborrea en la piel, las enfermedades reumáticas en articulaciones y músculos, etc.

❏ **Natrium sulfuricum D6:** Es la sal que expulsa los líquidos excedentes del cuerpo humano. Es una excelente purificadora, ya que regula las alteraciones de secreción en los órganos digestivos, como el páncreas, la vesícula biliar y los intestinos. Esta sal combate los sabañones, los callos, las verrugas, los hongos, etc. Combate las varices, las erupciones de la piel, las pequeñas úlceras con supuración.

❏ **Silicea D6:** Denominada también como la sal de la belleza, estabiliza la piel, el cabello, las uñas, los pies y manos y el tejido conjuntivo. Favorece el aprovechamiento de calcio en los huesos por lo que combate la osteoporosis. Evita el envejecimiento de la piel, la formación de arrugas, los picores y la mala curación de las heridas. También es aconsejable en el caso de pústulas hinchadas, costras que supuran, furúnculos, síntomas de gota y alopecia.

❏ **Calcium sulfuricum D6:** Es una sal regenerativa que está presente de manera natural en los cartílagos. Es la encargada de estimular el sistema enzimático, influyendo sobre la formación del tejido conjuntivo. Tiene una clara acción antiinflamatoria. Es adecuada para los casos de supuración de la piel y las membranas mucosas, los trastornos de crecimiento, las alteraciones en el funcionamiento hepático y las bronquitis.

La homeopatía

La homeopatía se basa en la idea de que lo semejante cura lo semejante. Y también en la idea de que se necesitan pequeñísimas cantidades de una sustancia para estimular la fuerza vital necesaria para la curación. La ley de similitud o ley de los semejantes dice que una sustancia capaz de producir una serie de síntomas en una persona sana es también capaz de curar síntomas semejantes en una persona enferma, administrando esa sustancia en dosis mínimas.

Los medicamentos para uso homeopático se preparan a partir de productos de origen vegetal o animal. Se parte de tinturas madres para los productos solubles en agua o alcohol y de trituraciones para aquellos productos que no solubles ni en agua o alcohol.

El padre de la homeopoatía, el médico Samuel Hahneman, achaca el origen de la enfermedad a una alteración de la fuerza vital del individuo, defendiendo la idea que las enfermedades tienen una serie de ítems asociados a las características propias de la persona que las padece.

La homeopatía está especialmente indicada para tratar afecciones como cefaleas, trastornos digestivos, enfermedades de origen nervioso, además de estimular el sistema inmunitario para combatir enfermedades infecciosas.

Los remedios se eligen con gran precisión y son muy específicos para aquello que se trata de curar. Van emparejados con los síntomas de la enfermedad.

La naturaleza de la mujer presenta una gran complejidad, anatómica y fisiológica. Las hormonas marcan las grandes etapas de su vida: preproductiva, reproductiva y final de la etapa reproductiva o climaterio.

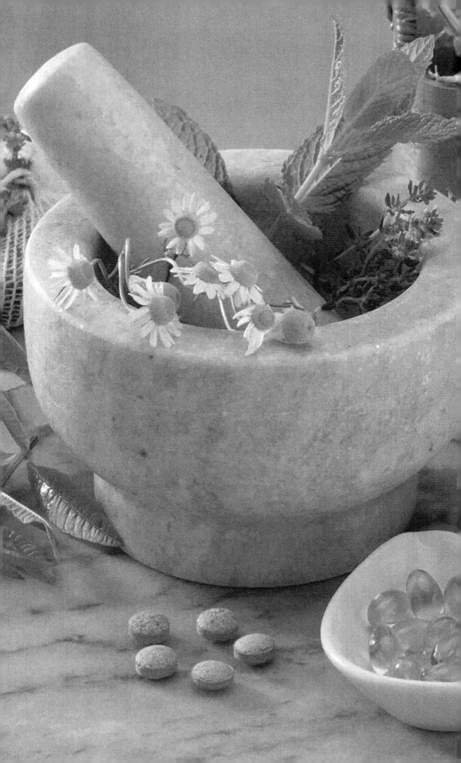

Principios básicos de la homeopátia

La homeopatía cuenta con ocho principios básicos que regulan esta disciplina.

- El Principio de Similitud: *Similia Similibus Curentur* que quiere decir "lo similar se cura con lo similar".

- La Fuerza Vital: Se refiere a la energía que rige las funciones vitales de cada individuo.

- La Vix Medicatrix: Es la fuerza autocurativa de la propia naturaleza, que siempre tiende a mantener la integridad del individuo. La naturaleza, nuestro organismo, sufre desequilibrios (enfermedades) y la función de la homeopatía así como de toda la medicina natural es ayudar al organismo a que su propia naturaleza recupere el equilibrio por sí sola.

- La individualidad morbosa: Cada ser vivo sufre las enfermedades de un modo particular.

- La individualidad medicamentosa: Es la prescripción de un medicamento individual según los síntomas que tiene cada enfermo.

- Experimentación pura: Es el estudio de los síntomas que provoca una sustancia y la demostración de su capacidad curativa.

- La dosis mínima: Referente a la dosis, en muy bajas concentraciones, de los medicamentos homeopáticos.

- Los miasmas: Son enfermedades crónicas, así como la herencia y las tendencias individuales a sufrir cierto tipo de enfermedades.

No todos los trastornos de salud que puede sufrir una mujer a lo largo de su vida están marcados por su capacidad reproductiva, pero sí que los trastornos específicos más comunes son:

❏ el síndrome premenstrual,

❏ disminorrea o menstruación dolorosa o difícil,

❏ dolor, hipersensibilidad mamaria, problemas relacionados con las reglas, ya sea por exceso (menorragia) o por defecto (amenorrea).

❏ problemas relacionados con la menopausia debidos a la cesación de estrógenos, como sofocos, sequedad de la piel, mucosas, cistitis, etc.

Hay cientos de medicamentos homeopáticos, cada uno indicado para un problema concreto, pero entre los más habituales se encuentran:

❏ **Argentum nitricum:** usado ampliamente para trastornos digestivos y nerviosos.

❏ **Arsenicum álbum:** actúa sobre las mucosas digestivas y las del sistema respiratorio.

❏ **Calcarea carbonica:** útil en el color de espalda, dolores articulares, fracturas de huesos y la dentición infantil.

❏ **Graphites:** gran remedio para los problemas metabólicos y de la piel.

❏ **Ignatia amara:** muy utilizada en problemas emocionales.

❏ **Lycopodium clavatum:** usado en trastornos digestivos y de riñón.

❏ **Mercuris solubilis:** utilizado en trastornos acompañados de secreciones de olor fuerte.

❏ **Phosphorus:** esencial en trastornos nerviosos como la ansiedad y problemas digestivos.

❏ **Pulsatilla nigricans:** útil en problemas ginecológicos y resfriados.

❏ **Sepia officinalis:** remedio por excelencia de los problemas femeninos por desajustes hormonales (síndrome premenstrual, menopausia…)

❏ **Silicea terra:** usado en casos de migraña, problemas de tipo nervioso y algunos problemas de piel y de huesos.

❏ **Nux vomica:** sus usos clave son los problemas digestivos y los de irritabilidad.

❏ **Sulphur:** útil en problemas digestivos y de la piel, como por ejemplo eczemas.

❏ **Lachesis muta:** ampliamente usado en trastornos circulatorios y molestias vasculares, así como en síntomas de la menopausia.

5. Aminoácidos: componentes fundamentales para la vida

Los aminoácidos son compuestos orgánicos que se combinan para formar proteínas. Tanto unos como otros conforman los pilares fundamentales de la vida. El cuerpo humano utiliza los aminoácidos para producir proteínas con el fin de ayudar al cuerpo a:

- Descomponer los alimentos.
- Crecer.
- Reparar tejidos corporales.
- Llevar a cabo otras muchas funciones corporales.

Los aminoácidos conocidos crean en el cuerpo 50.000 proteínas diferentes y más de 20.000 enzimas. Las combinaciones son específicas y no pueden formarse cuando falta un solo aminoácido necesario o alguno está presente en cantidad insuficiente.

Alrededor de los 80% de los aminoácidos se producen en el hígado, mientras que el resto procede de la alimentación.

Los aminoácidos se clasifican en tres grupos:

❏ **Aminoácidos esenciales:** No los puede producir el cuerpo, por lo que deben provenir de los alimentos. Los aminoácidos esenciales son la histidina, isoleucina, leucina, lisina, metionina, fenilalanina, treonina, triptófano y valina.

❏ **Aminoácidos no esenciales:** El cuerpo produce el aminoácido e incluye la alanina, asparagina, ácido aspártico y ácido glutámico.

❏ **Aminoácidos condicionales:** Por lo regular no son esenciales, excepto en momentos de enfermedad o estrés. Incluyen la arginina, cisteína, glutamina, tirosina, glicina, ornitina, prolina y serina.

Las funciones de los aminoácidos

La utilización de aminoácidos y proteínas en el cuerpo es continua por parte de la persona, de manera que la merma o escasez de cualquier aminoácido esencial conduce a la enfermedad. Las carencias pueden venir por una alimentación inadecuada o desequilibrada, un régimen muy estricto o la incapacidad de asimilar bien las proteínas por parte del sistema digestivo.

Las funciones de los aminoácidos son muchas, pero entre ellas se pueden destacar las siguientes:

❏ Ayudan a regenerar tejidos, células y músculos, de este modo se previenen gran cantidad de enfermedades relacionadas con el envejecimiento de los tejidos.

❏ Ayudan a la metabolización de los nutrientes, sacando el máximo beneficio de ellos y desechando aquellas partes que no son importantes para el organismo.

❏ Contribuyen a regular las funciones sanguíneas, impidiendo que venas y arterias se puedan cerrar por el colesterol.

❏ Ayudan a que el cuerpo pueda aprovechar mucho más las vitaminas y los minerales que ingerimos con los alimentos.

❏ Intervienen en los procesos de síntesis de enzimas digestivos, favoreciendo la digestión.

❏ Componen las hormonas esenciales para la reproducción. De ahí que a se recomiende la ingesta de ácido fólico a las mujeres que quieran quedarse embarazadas y así el feto pueda tener un desarrollo cognitivo pleno.

❏ Intervienen en el metabolismo energético, mitigando la fatiga y el cansancio aportando buenas dosis de energía diaria.

Los aminoácidos esenciales

¿Dónde encontrar aminoácidos esenciales? Fundamentalmente podemos encontrarlos en aquellos alimentos ricos en aminoácidos esenciales, que principalmente son aquellos con alto contenido en proteínas. Destacan:

❏ **Alimentos de origen animal:** leche y derivados lácteos (yogurt, queso, mantequilla…), huevos, pescado y carne.

❏ **Alimentos de origen vegetal:** cereales, legumbres, verduras y hortalizas, semillas y frutos secos.

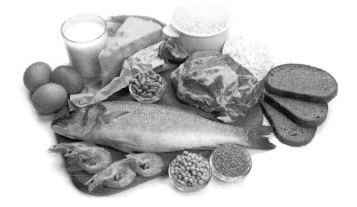

A continuación detallaré qué funciones cumplen en nuestro cuerpo los aminoácidos esenciales:

❏ **Histidina:** Interviene en el crecimiento y en la reparación de los tejidos, en la protección de las células nerviosas, en la producción de glóbulos rojos y blancos en la sangre y reduce la presión arterial.

❏ **Isoleucina:** Se encarga de regular el nivel de azúcar en la sangre, colabora en la formación de hemoglobina y ayuda a reparar el tejido muscular, la piel y los huesos.

❏ **Leucina:** También ayuda a reducir el azúcar en la sangre, hace que aumente la producción de la hormona del crecimiento y facilita la cicatrización del tejido muscular.

❏ **Lisina:** Gracias a su poder para absorber el calcio de determinados alimentos colabora en la formación de cartílagos y tejidos conectivos, y la producción de anticuerpos contra los herpes.

❏ **Metionina:** Es un poderoso antioxidante que participa en la descomposición de las grasas y protege la piel del cuerpo de agresiones externas.

❏ **Fenilalanina:** Produce la noradrenalina, la sustancia que participa en la transmisión de señales entre las células nerviosas del cerebro. Es el aminoácido que mejora el estado de ánimo, disminuye el dolor, mejora la memoria y el aprendizaje en general.

❏ **Treonina:** Se encarga de regular la cantidad de proteínas más adecuadas para el cuerpo humano, participando en la desintoxicación hepática.

❏ **Triptófano:** Es un relajante natural que ayuda a dormir profundamente, aliviando los episodios de insomnio, la migraña y fortaleciendo el sistema inmunológico.

❏ **Valina:** Participa en el metabolismo muscular y en la reparación de los tejidos.

❏ **Alanina:** Es el aminoácido que ayuda en la metabolización de la glucosa, protegiendo el organismo de las sustancias tóxicas liberadas de las células musculares y creando anticuerpos que fortalecen el sistema inmunológico.

Los aminoácidos no esenciales

Respecto a los aminoácidos no esenciales, los que puede fabricar o sintetizar el cuerpo se pueden destacar las siguientes funciones:

❏ **Ácido glutámico:** Se trata de un aminoácido esencial para el sistema nervioso ya que actúa como estimulante del sistema inmunitario.

❏ **Arginina:** Es la responsable de la liberación de las hormonas de crecimiento, interviniendo también en la reducción de la grasa corporal y en el incremento de la masa muscular.

❏ **Serina:** Se encarga de metabolizar las grasas y colabora en la formación de neurotransmisores.

❏ **Alanina:** Ayuda en el mantenimiento del nivel óptimo de glucosa.

❏ **Tirosina:** Es importante en la reducción del estrés, regulando el apetito y el sueño. También trabaja en la reducción de la grasa corporal.

❏ **Cistina:** Es un aminoácido muy importante para la salud de la piel y el cabello.

❏ **Glicina:** La glicina es el aminoácido que depura el organismo, eliminando los tóxicos del sistema hepático y colaborando en la formación de sales biliares.

❏ **Asparagina:** Trabaja para el buen funcionamiento del sistema nervioso central.

❏ **Prolina:** Forma parte del colágeno presente en cartílagos, tendones y piel.

❏ **Ácido aspártico:** Reduce el nivel de amoniaco en la sangre tras la realización de un esfuerzo o de ejercicio físico.

❏ **Glutamina:** Abundante en la musculatura, tiene importancia para el metabolismo cerebral.

❏ **Cisteína:** Presente en alimentos como la leche, el queso o la carne, es el antagonista principal de los radicales libres, responsable de la oxidación celular y el envejecimiento.

¿Cómo asimila el cuerpo los aminoácidos?

El cuerpo asimila aminoácidos y no proteínas completas, por lo que no puede distinguir si su procedencia es de origen animal o vegetal.

Las proteínas de origen animal son moléculas mucho más grandes y complejas, por lo que contienen mayor cantidad y diversidad de aminoácidos. En general se puede decir que su valor biológico es mayor que las de origen vegetal. Por el contrario hay que decir que las de origen animal son más difíciles de digerir, puesto que tienen un mayor número de enlaces moleculares por romper.

Si se combinan adecuadamente las proteínas vegetales (legumbres con cereales o lácteos con cereales), se puede obtener un conjunto de aminoácidos equilibrado. Por ejemplo, las proteínas del arroz contienen todos los aminoácidos esenciales pero son escasas en lisina. Al combinarlas con lentejas o garbanzos, se completa la alimentación de una manera equilibrada.

Las proteínas de origen animal contienen todos los desechos del metabolismo celular presente en sus tejidos y que el animal no eliminó antes de ser sacrificado, tales como amoniaco, ácido, úrico, etc. Se considera que estos compuestos pueden ser tóxicos para el organismo. En cambio, en los vegetales no están presentes estos derivados nitrogenados.

También hay que señalar que la proteína de origen animal suele ir acompañada de grasas saturadas y está más que demostrado que un elevado nivel de ácidos grasos aumenta el riesgo de padecer enfermedades cardiovasculares.

Es recomendable, pues, que una tercera parte de las proteínas que consumimos sean de origen animal, a las que habría que completar con otras de origen vegetal.

La importancia del ácido fólico

Una de las cosas más importantes que puede hacer para prevenir defectos congénitos graves en su bebé es tomar la cantidad necesaria de ácido fólico todos los días, en especial antes de la concepción y durante la primera etapa del embarazo. El ácido fólico está presente principalmente en los vegetales de hoja verde, tales como la col rizada y la espinaca, en el jugo de naranja y en los granos enriquecidos.

Aminoácidos: componentes fundamentales

Muchos estudios han demostrado que las mujeres que toman 400 microgramos (0.4 miligramos) por día antes de la concepción y durante la primera etapa del embarazo tienen hasta un 70 % menos de riesgo de que su bebé nazca con defectos graves del tubo neural (defectos congénitos que consisten en el desarrollo incompleto del cerebro y de la médula espinal).

La deficiencia de ácido fólico también puede causar:

- Diarrea.
- Encanecimiento del cabello.
- Úlceras bucales.
- Úlcera péptica.
- Retraso en el crecimiento.
- Hinchazón de la lengua (glositis).

6. Reflexología y acupresión: armonía y equilibrio para el cuerpo y el alma

La reflexología es una terapia manual basada en ejercer presión mediante digitopuntura en determinados puntos de las extremidades, con el fin de aliviar determinadas enfermedades y algunos síntomas.

Es un método originario de China y uno de los sistemas más antiguos de curación. La reflexología moderna nace a principios del siglo XX a partir de los trabajos del médico estadounidense William Fitzgerald, que observó que la aplicación de una cierta presión en determinadas áreas de pies y manos provocaba efectos anestésicos en otras partes del cuerpo.

Con esto estableció que el cuerpo humano se hallaba atravesado por diversos meridianos, sugiriendo una relación directa entre las diferentes áreas y los órganos del cuerpo. La masajista americana Eunice Ingham desarrolló estos trabajos, trazando áreas reflejas en el pie que se correspondían con el cuerpo entero.

La circulación de la energía

La salud es armonía y equilibrio, mientras que la enfermedad significa desequilibrio o bloqueo que impide la libre circulación de energía. El cuerpo físico y su aura se consideran un todo, y la presión sobre determinados puntos serviría para desbloquear los bloqueos que impiden la circulación de energía. Con la aplicación de puntos de presión se eliminan los excesos o las carencias de energía. O, lo que es lo mismo, al restaurar el canal libre y volver a fluir la energía, se elimina la enfermedad y el cuerpo vuelve al equilibrio y bienestar natural.

Todas las partes del cuerpo humano están conectadas al sistema nervioso. La reflexología estimula señales nerviosas que viajan a través del sistema nervioso central, concretamente a la parte límbica del cerebro. Ahí se reconocen estas señales y se envían las respuestas adecuadas para la curación y para asegurarse del correcto funcionamiento de las áreas requeridas.

Los meridianos son los canales energéticos de los órganos corporales, senderos por donde va y viene la energía. Son 14 los meridianos principales y se usan en parejas yin y yang y que incluyen los cinco elementos de la medicina china: agua, madera, fuego, tierra y metal.

Los meridianos tienen doce órganos principales asociadas a ellos y ocho adicionales o auxiliares. Representan:

- Meridiano de pulmón.
- Meridiano pericardio.
- Meridiano del corazón.
- Meridiano de intestino grueso.
- Meridiano triple calentador (no un órgano real).
- Meridiano del intestino delgado.
- Meridiano de riñón.
- Meridiano bazo.
- Meridiano hígado.
- Meridiano estómago.
- Meridiano de la vejiga.
- Meridiano de la vesícula biliar.

La reflexología, junto a la acupresión, comparten la idea de utilizar los puntos de presión para aliviar el estrés y promover la capacidad del cuerpo para sanar. Mientras que la acupuntura emplea unas agujas finas para manipular los puntos, la acupresión utiliza los dedos y el pulgar en lugares muy determinados del cuerpo. Por el contrario, la reflexología aplica esa presión en las extremidades. Dependiendo del estilo de la acupresión y la formación de la estimulación se pueden aplicar las técnicas siguientes:

- La presión del pulgar.
- La presión del dedo.
- Presión con un pie.
- Presión mediante un brazo o un codo.
- Calor a través de moxibustión.
- Ventosas de plástico para realizar el vacío.

Desde los meridianos, la energía se extiende a los nadis, que son la multitud de terminaciones nerviosas de la piel. Las terminaciones nerviosas que se trabajan se hallan en las orejas, las manos y los pies. Todas forman parte del mismo sistema de energía. En ellas se puede encontrar un mapa completo de energía del cuerpo donde todos los órganos están representados. La presión sobre estos puntos influye en la curación de todas las partes del cuerpo y de todos los órganos.

Reflexología

La reflexología utiliza mapas de pies, manos y alguna otra zona para guiar los movimientos con lo que se aplica presión en áreas específicas. En ocasiones se emplean también pelotas de goma o palos de madera para ejercer esa presión.

Por ejemplo, se sabe que:

- Las puntas de los dedos del pie reflejan áreas de la cabeza,
- el corazón y el pecho se hallan alrededor de la bola del pie,
- el hígado, el páncreas y el riñón están se pueden ver reflejados en el arco del pie,
- y la parte baja de la espalda y los intestinos se encuentran hacia el talón.

Está comprobado que la reflexología puede reducir el dolor y los síntomas psicológicos como la ansiedad o la depresión, y de paso aumentar la relajación y el sueño.

Beneficios de la reflexología

La reflexología proporciona numerosos beneficios, pero entre ellos se pueden citar:

- Es relajante.
- Alivia el estrés.
- Activa la circulación sanguínea.
- Afloja las contracturas.
- Mejora la calidad del sueño.
- Activa el sistema inmunológico.
- Favorece mecanismos de depuración y eliminación de toxinas.
- Equilibra los distintos sistemas.

Una sesión de reflexología

Durante una sesión de reflexología se trabajan ciertos puntos mediante presiones y movimientos sistemáticos realizados con los dedos y que producirán la respuesta reflejada en los órganos correspondientes: mejorará la circulación sanguínea y la comunicación nerviosa, generando sensación de relajación, disminuyendo el dolor y mejorando los síntomas que le aquejen.

La técnica reflexológica más conocida es la reflexología podal y de las manos. Hoy en día se practica en la mayor parte de los países del mundo.

Contraindicaciones de la reflexología

La reflexología también presenta una serie de contraindicaciones que hay que tener en cuenta a la hora de ponerse en manos de estos tratamientos:

- Cualquier enfermedad contagiosa de la piel: Sarna, varicela, paperas, etc.
- La psoriasis severa o eczema en el pie, ya que sería demasiado doloroso al tacto.
- Hemorragia interna.
- Venas varicosas graves, es decir, la flebitis. Esto es porque la reflexoterapia puede aumentar la presión sanguínea.
- Cualquier forma de infección, enfermedad o fiebre (puede hacer que el paciente se sienta peor y propagar la infección al terapeuta).
- La diarrea y vómitos.
- Moretones en los pies.

- Los cortes, rozaduras, piel abierta, erupciones, pica-duras, quemaduras, fracturas.
- Primeros días de la menstruación (puede hacer el periodo más pesado).
- Inmediatamente después de una comida pesada.
- Pie de atleta.
- Hinchazón localizada / inflamación localizada en pies o manos.
- El tejido cicatricial.
- Las quemaduras de sol.
- Implantes hormonales.
- Fracturas recientes (mínimo 4 meses).
- Hematomas.

Una sesión de reflexología puede durar en torno a 40 o 60 minutos, dependiendo del paciente. Lo primero que hace un reflexólogo es hacer preguntas sobre la historia médica de los pacientes, qué enfermedades les han sido diagnosticadas previamente y los medicamentos o hierbas que está tomando.

El reflexólogo relaja los pies a través de la flexión y otros movimientos similares, mientras el paciente puede empezar a sentir pequeñas sensaciones. En la primera toma de contacto se realiza un examen visual del pie, el color de la piel, la sudoración, los callos, verrugas o heridas que puedan haber. También se presta atención a la morfología del pie, si se trata de un pie plano, un pie cavo, si los dedos están encogidos, etc. Suele prestar atención el reflexólogo a las zonas anormales de reflejos, aquellas que den sensaciones desagradables o dolor al paciente.

El masaje se debe realizar en ambos pies, empezando por el izquierdo. Se trabaja por sistemas u órganos: el nervioso, el óseo y el muscular. Todo ello mediante presiones, fricciones y movilizaciones de las articulaciones del tobillo y del pie. La presión debe estar en consonancia con el poder de resistencia del paciente: no es lo mismo masajear a un bebé de meses que a una mujer adulta.

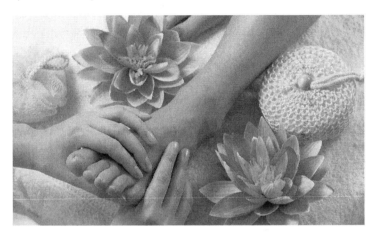

La reflexología podal suele estar bien tolerada por la mayoría de personas, aunque durante la sesión se puedan sentir molestias en una zona refleja determinada. Aunque pueden surgir reacciones como sudoración o hipotermia. En todo caso, las reacciones físicas después de una sesión siempre deben valorarse. Pueden ser:

- Cambios gastrointestinales o en el sistema de evacuación.
- Aumento de la diuresis.
- Aumento de la sudoración corporal.
- Aumento de las secreciones bronquiales, nasales o vaginales.
- Cefaleas que suelen desaparecer al poco tiempo.
- Ciertas reacciones psíquicas.

Técnicas reflexológicas

Existen numerosas técnicas de reflexología avanzadas que tienen una relación directa con los beneficios para la salud. Entre ellas se pueden citar las siguientes:

❑ **Técnicas de calentamiento:** Sirven para relajar los pies y los tobillos y prepararlos para ejercicios más localizados. Se comienza presionando hacia abajo la parte superior del pie, a lo largo de la planta y entre los dedos. Una vez los pies se sienten tibios y flojos, se pasa a realizar ejercicios básicos como deslizar y presionar: una parte se empuja y tira mientras que se ejercen estiramientos en el resto del pie. O bien se realizan rotaciones del dedo del pie y del tobillo, a base de círculos suaves hacia la derecha y hacia la izquierda.

❑ **Caminar con los dedos pulgar e índice:** Son dos técnicas avanzadas que garantizan la máxima precisión y exactitud. Mientras que se envuelve una mano alrededor del pie para mantenerlo estable, se camina con los dedos de la otra mano doblando y estirando la primera articulación del dedo pulgar o de cualquier dedo índice. Se debe utilizar el borde interior del dedo, no la punta o la yema del dedo.

❑ **Rotación refleja:** Las rotaciones de los dedos sobre el pie sirven para trabajar puntos dolorosos o sensibles que se encuentren en las manos y pies. El pulgar se utiliza para presionar suavemente sobre el reflejo sensible o doloroso a medida que se utiliza la otra mano para rodar el pie hacia la derecha o izquierda, alrededor de la posición del pulgar. Las rotaciones reflejo sirven, entre otras cosas, para mejorar la circulación sanguínea y para transportar nutrientes a los tejidos, y también para la eliminación de productos de desecho.

Tipos de reflexología

Pero si hablamos de las zonas que son susceptibles de ser masajeadas por el reflexólogo ya que continen zonas reflejas de órganos internos del cuerpo humano podemos hablar de:

❑ **Masaje o reflexología de los pies (refloxología podal):** Tratamiento del cuerpo, específicamente de los pies, por frotamiento, amasamiento, y percusión, tiene como finalidad activar el flujo de la sangre y la linfa, aumentar la flexibilidad de los músculos, aliviar el cansancio o inducir el sueño.

❑ **Masaje o reflexología manual (de las manos):** Técnica de masaje que se encuentra inserta dentro de la naturopatía manual, consistente en la aplicación de un masaje específico en determinados puntos reflejos de las manos. A través de este masaje se estimulan los mecanismos de autocuración del propio organismo y se llega al equilibrio y sanación de la persona.

❑ **Reflexoterapia nasal:** El empleo de la mucosa nasal como instrumento terapéutico se realiza desde siempre por ser la piel del interior de las fosas nasales (mucosa nasal) muy fina y muy vascularizada, por lo que las sustancias que se colocan en ella pasan a la sangre con facilidad. Por ser la piel del interior de las fosas nasales, la mucosa nasal, muy fina y muy vascularizada, se depositan sustancias en ella que pasan a la sangre con facilidad. Los vitales puntos terapéuticos de la mucosa nasal se encuentran en las zonas anterior, media y posterior de los cornetes medio e inferior.

La reflexología nasal

En el cuerpo humano se hallan unas zonas reflejas poco conocidas, pero no por ello carentes de importancia. Una de ellas es la nariz, en la que se encuentran dos zonas reflejas, la zona exterior (facial) y la zona interior (endonasal).

En la zona exterior se halla reflejado todo el organismo, igual que en el pie y en la oreja. Se toma como centro la parte media de la nariz que la dividirá en dos zonas simétricas.

En la zona interior o endonasal se distinguen cuatro partes:

- Zona pulmonar; en ella se encuentran todas las vías respiratorias y cardiovasculares.
- Zona anterior pélvica; se corresponde con las vías génito-urinarias, zona de la pelvis y bajo abdomen.
- Zona media o solar; está relacionada con la digestión, y corresponde al plexo solar, esófago, estómago, hígado, vesícula biliar, páncreas, intestino delgado y colon.
- Zona posterior o cervical; corresponde a la zona cervical superior y actúa sobre la vista, cerebelo, oído interno, afecciones cerebrales, vértigos, acúfenos y migrañas.

Acupresión

Como la reflexología, la acupresión también es una técnica milenaria que se engloba dentro de las terapias alternativas. La presión en determinados puntos del cuerpo humano tiene como fin mejorar la salud.

Cuando se aplica una determinada presión hay que asegurarse que se hará la misma presión en un punto opuesto, de manera que se mantenga el balance de la energía. Dependiendo de la respuesta física que se desee obtener se puede aplicar una presión firme, un masaje lento y circular o una fricción más fuerte con el fin de estimular el punto. En esta labor se pueden emplear los dedos, los nudillos, la palma de la mano o los dedos pulgares.

Existen cuatro posiciones de las manos para aplicar la presión:

❏ Para aliviar el dolor o calmar el sistema nervioso se debe aplicar presión de unos 30 segundos a un minuto.

❏ Para un efecto sedante o estimulante se aplican movimientos suaves y circulares.

❏ Para calentar el área se debe frotar. Así como cuando tenemos frío y nos frotamos las manos.

❏ Para estimular los músculos se deben dar golpecitos con la yema del dedo.

Asimismo, las posiciones para aplicar la presión también son varias:

❏ **La yema del pulgar:** Se trata de la posición más común y para emplearla se requiere de una cierta práctica de cara a fortalecer el músculo.

❏ **La yema del dedo índice:** Es recomendable para poner presión en áreas pequeñas. Una técnica para aumentar la presión consiste en poner el dedo medio sobre el índice.

❏ **Emplear las yemas de los dedos índice, medio y anular:** Se usan cuando hay que aplicar una presión prolongada.

❏ **Aplicar el nudillo del dedo medio:** Es una posición recomendable para áreas con molestias musculares, por ejemplo la parte baja de la espalda.

Principales puntos de acupresión

Los principales puntos para ejercer una presión en el cuerpo humano y sus consecuencias inmediatas son:

❏ **Hegu:** Se ubica entre los dedos pulgar e índice y su función es aliviar los dolores de cabeza y las migrañas. Es un punto conocido que, además de las funciones mencionadas, también puede mejorar el dolor de muelas, el dolor de cuello, la artritis, el estreñimiento y las resacas.

❏ **Neiguan:** Se ubica unos 5 cm bajo la muñeca. Su función es reducir las náuseas y los vómitos. Además, también alivia los dolores estomacales, el dolor en el pecho y los malestares ocasionados por el túnel carpiano.

❏ **El tercer ojo:** Su ubicación es el entrecejo y tiene la función de combatir la fatiga crónica y el cansancio visual. Además, mejora la memoria, calma la mente, alivia el estrés, la fatiga crónica, y el insomnio.

❏ **Mar de la tranquilidad:** Se encuentra en el centro del esternón y su finalidad es la curación emocional. Al presionarlo, se encuentra la calma, se combate el nerviosismo y la depresión y se estimula el sistema inmunológico.

❏ **Zu San Li:** Este punto se halla bajo la rótula y su finalidad es combatir los problemas estomacales. Este punto mejora todos los problemas relacionados con la digestión, como las diarreas, los gases, las náuseas y los vómitos.

❏ **Weizhong:** Ubicado tras la rodilla, la presión sobre este punto cura la artritis y la ciática. También combate el dolor en las rodillas, la rigidez en la espalda y caderas.

❏ **Bladder Shu:** Se halla cercano al coxis y su finalidad es mitigar los dolores menstruales. Su presión sirve también para relajar el útero, reducir la ciática y el dolor en la parte baja de la espalda.

❏ **Shan men:** Este punto se encuentra en la fosa triangular, en el pabellón auditivo. Lo emplean los acupuntores con sus agujas para que la persona deje de fumar. También puede curar las enfermedades inflamatorias, la depresión y los estados de ansiedad.

❏ **Tianzhu:** En la parte más alta del cuello, en el llamado músculo esplenio. Su finalidad principal es combatir el insomnio y el estrés, pero también mitigar el cansancio, el agotamiento y el dolor de cabeza.

❏ **Tai Chong:** En el dorso del pie, entre el primer y el segundo hueso metatarsiano. Su trabajo da como resultado una mayor capacidad de la persona para concentrarse en las tareas, pero también combate las alergias y fortalece el sistema inmunológico.

7. Aceites esenciales para la curación

Los aceites esenciales son sustancias que se encuentran en diferentes tejidos vegetales. En flores, en frutos, en hojas, en raíces, semillas o la corteza de los vegetales.

Y la aromaterapia es la terapia que emplea estos aromas procedentes de la naturaleza con fines curativos. El proceso requiere de la destilación del vegetal para captar los aceites esenciales, que serán los encargados de transmitir las propiedades naturales por medio de aplicaciones y tratamientos.

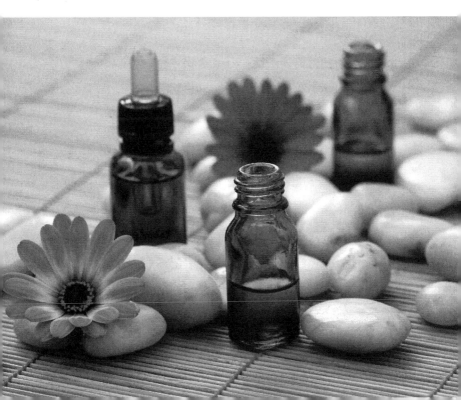

Un poco de historia

Se trata de una terapia muy antigua: en las tumbas de los egipcios se han encontrado numerosos testimonios en forma de esencias aún frescas: utilizaron una forma primitiva de destilación para extraer los aceites esenciales de las plantas, calentándolos en ollas de arcilla cuya boca era recubierta con filtros de lino; al subir, el vapor traía consigo los aceites esenciales y estos quedaban impregnados en el filtro, el cual era estrujado para obtener el aceite esencial que era utilizado en medicina y para todo tipo de rito religioso. Era común que, antes de una contienda, los guerreros limpiaran y protegieran sus cuerpos de pequeños golpes utilizando ramas de albahaca, pues creían que así alejaban los malos espíritus.

La aromaterapia surge como terapia moderna en el siglo XX cuando un químico francés llamado René Maurice Gattefosse la incorpora a la medicina natural. Este hombre descubrió las propiedades del aceite de lavanda cuando sufrió un accidente en su laboratorio. Al aplicarlo sobre sus quemaduras sintió una gran mejoría. Desde ese momento se puso a estudiar las propiedades curativas de algunas plantas.

El médico Jean Valnet aportó la mayor contribución a la aromaterapia y ser así valorada y reconocida como medicina para curar. Empleaba aceites esenciales para curar las heridas de los soldados de la Segunda Guerra Mundial, logrando con ello aliviar los problemas físicos y mentales.

Obtención de los aceites esenciales

Se puede obtener aceite esencial de una planta medicinal por diversos métodos: destilación, filtración, presión, extracción y maceración.

Destilación por vapor

Es el más común de los métodos, y consiste en colocar la parte medicinal de la planta de que se quiere extraer su aceite esencial con vapor de agua, consiguiendo así que la planta vaya liberando su aceite al vapor. De ahí pasa a un estado de refrigeración para variar su estado de vapor a líquido.

Por filtración

Es un método similar al método por destilación, pero se tarda menos tiempo en obtener el aceite esencial. Para este método se utilizan principalmente las partes más duras de la planta. Con la filtración se produce vapor de agua sobre la parte de la planta que se quiere obtener el aceite y posteriormente se va enfriando hasta que llega a condensarse y pasar a su forma líquida.

Por presión

Se trata de exprimir la parte que se quiere aprovechar de los aceites esenciales. Una vez exprimido se debe dejar reposar para obtener el aceite esencial que estará en la superficie y desechar el agua que quedará por debajo.

Extracción

Es la manera de obtener esencias más concentradas y potentes. Con este método se emplea un disolvente que extraerá los aceites esenciales de las plantas que pasarán por un alambique. Es el método que se emplea para extraer el aceite esencial de flores enteras o de pétalos.

Maceración

Para realizar maceraciones no se necesita más que un bote de cristal esterilizado y un cierre hermético, un aceite base y las plantas que se vayan a emplear. Consiste en poner un tercio de la capacidad del bote de cristal con la planta medicinal cortada o machacada y rellenar con el aceite base, que puede ser de oliva virgen extra, de almendras dulces, de argán o de coco. Luego se puede guardar el bote en un lugar oscuro y fresco durante un período que puede oscilar entre cuatro y seis semanas. Después se cuela y se guarda en un frasco de cristal opaco para que conserve los principios activos que ha liberado la planta y ahora se encuentran en el aceite.

Beneficios de los aceites esenciales

Además de hidratar y nutrir, destacan sus virtudes relajantes, tonificantes o descongestivas. El potencial de
los aceites esenciales tiene una correspondencia directa
con la fitoterapia y las propiedades de las plantas medicinales.

- Contrarrestar el insomnio.
- Reducir el estrés.
- Disminuir la ansiedad.
- Aliviar el dolor.
- Quitar la depresión.
- Aumentar las defensas inmunológicas.
- Corregir problemas estomacales crónicos.
- Se pueden utilizar para higienizar una habitación,
  ropa o artículos personales de la persona enferma.
- Evitar contagios.
- Despejar las vías respiratorias.
- Aumentar las defensas del organismo.
- Fluidificar las secreciones.
- Mejorar el sistema inmune.
- Calmar la tos.
- Aliviar el dolor de garganta.

Aplicación de los aceites esenciales

Los aceites esenciales no deben ingerirse ni tampoco
aplicarse directamente sobre la piel. Se utilizan siempre
diluidos en agua, mezclados con los llamados aceites base.

Nina Thompson

Tampoco deben entrar en contacto con los ojos y deben emplearlos con moderación los niños y las embarazadas. Hay distintas maneras de aplicarlos:

❏ **Masaje:** Es uno de los métodos más eficaces ya que a la eficacia del aceite esencial en cuestión que se aplique se une el poder terapéutico del masaje. Al ser ricos en vitaminas y en ácidos grasos insaturados, los aceites hidratan y nutren la piel en profundidad, y permiten la penetración de los activos benéficos en la dermis y en la epidermis.

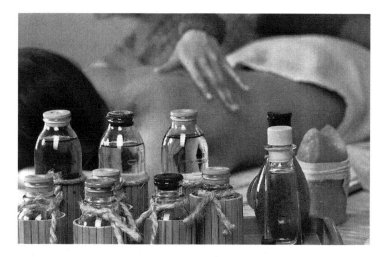

❏ **Baño:** Consiste en echar varias gotas de aceite esencial sobre el agua tibia de una bañera y luego sumergirnos en ella durante quince o veinte minutos. Por este método se aspira el vapor de los aceites esenciales y además penetran a través de la piel.

❏ **Inhalación:** Se trata de echar algunas gotas de aceite esencial en un pañuelo y después olerlo o bien echar entre seis y doce gotas en una olla hirviendo: luego colocar una toalla o una manta sobre la cabeza e inhalar durante varios minutos.

❏ **Difusión:** Para este método se emplean los llamados difusores o atomizadores, que esparcen los aceites esenciales formando una nube de diminutas partículas. Son muy útiles en el caso de afecciones respiratorias, como calmantes o estimulantes.

❏ **Compresas:** Las compresas pueden ser frías o calientes y sirven para aliviar dolores de cabeza y molestias musculares.

Principales aceites esenciales

Cada aceite esencial contiene las propiedades específicas de la planta de la que se obtiene. Por ejemplo, un aceite esencial puede ser sedante, como el jazmín, mientras que otro puede tener la capacidad de estimular el sistema nervioso, como el romero.

- **Lavanda:** bactericida, reequilibra las pieles secas e irritadas.
- **Geranio:** tonificante, fortalece las pieles sensibles.
- **Zanahoria:** antioxidante, revitaliza las pieles secas y cansadas.
- **Ciprés:** tónico venoso, calma las pieles congestionadas.
- **Pachuli:** cicatrizante, reduce el acné.
- **Limón:** astringente, purifica las pieles grasas.
- **Camomila romana:** antiinflamatoria, conviene a todas las pieles.
- **Romero:** tonificante, devuelve el resplandor a cabellos débiles.

- **Eucalipto:** antiséptico, sanea el cuero cabelludo.
- **Menta:** estimulante, devuelve el vigor al cabello.
- **Salvia:** tónico, facilita el crecimiento del cabello.
- **Orégano:** anticelulítico, afina la silueta.
- **Enebro:** drenante, exfolia la celulitis.
- **Naranja:** antiespasmódica, relaja el cuerpo.
- **Sándalo:** estimulante, tonifica el cuerpo.
- **Tomillo:** bactericida, combate todo tipo de infecciones.
- **Jazmín:** estimulante, afrodisíaco, eleva el estado de ánimo.

La salud de la mujer

Las mujeres sufren muchos problemas de salud en su vida, pero para paliarlos existen diversos aceites esenciales que pueden ayudar estos inconvenientes. Los problemas más comunes son los relacionados con la infertilidad, la menopausia, el embarazo, los quistes y fibromas, etc.

En ese sentido, los aceites esenciales pueden ayudar a:

- **Aftas:** lavanda, árbol del té y tomillo.
- **Endometriosis:** geranio, salvia, rosa y ciprés.
- **Migraña:** menta, romero y lavanda.
- **Infertilidad:** menta, jazmín, lavanda y rosa.
- **Menopausia:** salvia.

Existen aceites esenciales que pueden ayudar a equilibrar la energía de la mujer en diversos momentos de su vida.

❏ El aceite de nardo, por ejemplo, favorece la regeneración celular, estabiliza las emociones, trae alivio a situaciones de desesperanza, aporta confianza, valor, alegría y paz.

❏ El aceite de rosa combate la inapetencia sexual y es un poderoso antidepresivo: ayuda a crear un sentimiento de amor por la vida y fomenta los valores positivos. El aceite esencial de rosa equilibra las hormonas femeninas, alivia la tensión premenstrual y estimula la sabiduría interior femenina.

❏ El aceite de jazmín es sensual, erótico y afrodisíaco. Es un poderoso tónico que puede controlar los espasmos del útero, abriendo la percepción de la sexualidad como algo místico y espiritual.

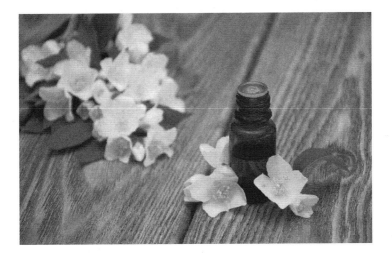

❏ El aceite de ylang-ylang es vigorizantes, aumenta el poder de seducción y potencia la sensualidad. Combate, pues, el desequilibrio de las funciones sexuales femeninas.

❏ El aceite de geranio combate los fibromas, las hemorragias menstruales irregulares, alivia los síntomas de la menopausia y equilibra el sistema hormonal de la mujer.

Otras molestias comunes

Algunos aceites esenciales pueden transformar y fortalecer la esencia femenina y son muy terapéuticos para la mujer.

❏ **Estrías:** limón, mandarina, incienso. Aplicar dos a tres veces al día en senos, caderas, abdomen y piernas.

❏ **Nausea matinal:** petit grain, naranja dulce. Se pueden aplicar en un pañuelo o en la almohada por la noche. A la mañana siguiente puede añadirse una gota de menta o de cardamomo o de jengibre a un difusor de esencias.

❏ **Desequilibrio emocional:** geranio, mandarina, sándalo. Se pueden preparar en brisa o en ambientador.

❏ **Aceite para baño:** se deben diluir los aceites esenciales en una taza de leche o bien en una cucharada sopera de miel. Para un baño reparador, agregar mandarina y limón. Para un baño refrescante agregar una gota de menta y el resto de naranja.

❏ **Dolor de espalda:** pueden emplearse compresas o bien un baño relajante. El agua ayuda a descansar los músculos doloridos. Probar con lavanda, incienso, manzanilla y jengibre.

❏ **Estreñimiento:** aplicar en una base de crema en el abdomen. También sirve en forma de compresas. Naranja, mandarina, pimienta, jengibre. Probar masaje de reflexología en pies.

❏ **Venas varicosas y hemorroides:** ciprés, lavanda, limón y geranio, aplicados en crema o gel.

❏ **Insomnio:** aplicar en la almohada, en el pijama o bien en difusor de aceites por la tarde/noche: lavanda, naranja, mandarina, ylang ylang y sándalo.

❏ **Durante el parto:** hacer inhalaciones de una mezcla de aceite esncial de lavanda, neroli y amaro ayudará a mitigar los dolores durante el alumbramiento.

❏ **Postnatal:** para reducir los moretones y el exceso de sangrado, se recomiendan baños de asiento con aceites esenciales de lavanda y ciprés en una base hidrosoluble. La misma mezcla puede ser aplicada a las toallas sanitarias. Para ayudar a establecer la alimentación de pecho se aconsejan aceites esenciales de hinojo en una crema base para masajear los senos, sin tocar los pezones. La aplicación de compresas frías con aceites esenciales de geranio y ciprés en un vehículo, puede ayudar a prevenir y aliviar la mastitis.

8. Esencias florales: la fuerza vital de una flor

Las esencias florales contienen el principio etéreo de la energía de la planta. En la esencia floral no hay aroma, ninguna parte del vegetal está contenida en ella.

Contienen la fuerza vital de la flor, no su sustancia física. De igual manera, solo actuarán las esencias florales que encuentren receptividad vibracional en el receptor, por lo que si se utilizan esencias florales equivocadas no producirán ningún efecto diferente al del placebo.

La esencia de esa fuerza vital es el principio activo que tiene efecto en el cuerpo de la mujer. Al actuar con la rápida vibracional del aura, las esencias florales generan la curación de los planos no físicos que después se manifestarán en la curación del plano físico.

En este método la curación actúa en los campos áuricos mental y emocional. Como son muy sutiles los efectos de los remedios florales, estos solo actúan a niveles de los campos energéticos sutiles. Al producir transformaciones de armonización de los campos electromagnéticos débiles humanos y transformar las redes sutiles disarmónicas en flujos constantes y uniformes de energía, se evidencian efectos importantes en los estados emocionales de las personas.

El descubrimiento de la curación por esencias florales

El descubrimiento de las esencias florales como método curativo fue realizado en los años treinta del siglo XX por Edward Bach. Este médico investigó las virtudes curativas de 38 flores y el método de preparar y conservar los elixires o esencias. Su trabajo consistía en curar en el plano emocional.

El doctor Bach experimentó con diversas flores silvestres en su región natal de Gales. Su teoría era que las enfermedades tienen un origen emocional y que si los conflictos emocionales subsisten, la enfermedad empieza a aparecer. Al restaurar el equilibrio emocional se resuelve la enfermedad física.

Las flores de Bach son una terapia natural que no tiene efectos secundarios y es adecuada para tratar tanto a adultos como a niños y bebés, así como animales y plantas. Los remedios suelen tomarse por vía oral, aunque también se pueden administrar por vía cutánea.

Fue voluntad del Dr. Bach que cualquier persona pudiese preparar su propio tratamiento y es por esto que creó un sistema de elección de flores tan sencillo. Bach consideraba precursores de la enfermedad a la impaciencia, la actitud crítica, la aflicción persistente, el miedo excesivo, el terror extremo, la amargura, la falta de autoestima, la indecisión, la duda, la ignorancia, el resentimiento, la apatía o una fuerza de voluntad débil. Bach pensaba que sus remedios florales no solo neutralizarían los patrones de energía emocional y mental negativa sino que también eran capaces de infundir vibraciones positivas asociadas a virtudes específicas, como el amor, la paz, la constancia, la amabilidad, la fuerza, la comprensión, la tolerancia, la sabiduría, la compasión, el valor o la alegría.

Bach observó en sus pacientes profundos cambios emocionales y mentales, además de una mejora en sus síntomas físicos. Con el tiempo, sus pacientes disfrutaban de una mejor salud física general, y un equilibrio mental, emocional y espiritual. Las flores de Bach no reprimen las emociones negativas, solo actúan como catalizadores que ayudan a los cuerpos espirituales a liberarse de los patrones de energía mental y emocional negativa no deseada.

Los 38 remedios florales y sus indicaciones

❏ **Agrimony (Agrimonia)** para los que ocultan sus temores detrás de una máscara de despreocupación.

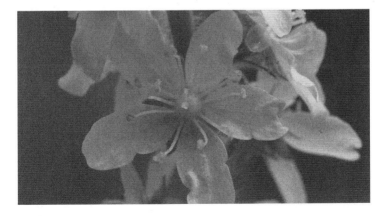

❏ **Aspen (Álamo temblón)** para los que tienen miedo a lo desconocido, o sienten miedo sin motivo aparente.

❏ **Beech (Haya)** para los que tienen la necesidad de criticar y juzgar constantemente a los demás.

❏ **Centaury (Centáurea)** para los que no saben decir "no" y se someten a la voluntad de los demás.

❏ **Cerato (Ceratostigma)** para los que buscan consejo y aprobación constante, porque dudan de sí mismos.

❏ **Cherry Plum (Cerasífera)** para las personas atenazadas por sus sentimientos y tienen miedo a perder el control.

❏ **Chestnut Bud (Brote de Castaño)** para los que siempre cometen los mismos errores, porque no aprenden de ellos.

❏ **Chicory (Achicoria)** para los que se preocupan demasiado por los demás, volviéndose autocompasivos si esta atención no es devuelta.

❏ **Clematis (Clematide)** para los que viven en el futuro, porque el presente no les parece interesante.

❏ **Crab Apple (Manzano silvestre)** para la obsesión por la "limpieza", tanto a nivel psíquico como físico.

❏ **Elm (Olmo)** para las personas abrumadas, porque asumen más trabajo del que pueden manejar.

❏ **Gentian (Genciana)** para las personas pesimistas, que dudan de sí mismas y se desaniman fácilmente.

❏ **Gorse (Aulaga)** para los que han perdido la esperanza y no tiene ánimos de seguir adelante.

❏ **Heather (Brezo)** para las personas que están centradas en sí mismas y no saben escuchar.

❏ **Holly (Acebo)** para los que tienden a tener emociones negativas, como: rabia, odio, envidia, celos, etc.

❏ **Honeysuckle (Madreselva)** para los que insisten en vivir de recuerdos pasados.

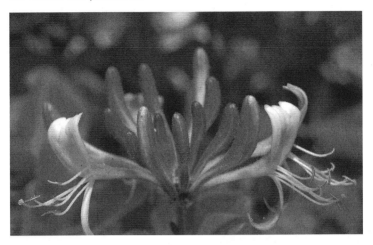

❏ **Hornbeam (Hojarazo)** para las personas que sienten sin fuerzas para afrontar las actividades del día a día, aunque realmente sí las tienen.

❏ **Impatiens (Impaciencia)** para las personas impacientes, inquietas y que siempre van con prisa.

❏ **Larch (Alerce)** para los que no confían en sí mismos y siempre se anticipan al fracaso.

❏ **Mimulus (Mímulo)** para los miedos de origen conocido.

❏ **Mustard (Mostaza)** para los que sienten una tristeza profunda y repentina, pero desconocen su origen.

❏ **Oak (Roble)** para las personas que no son capaces de rendirse ni abandonar, aunque estén agotados.

❏ **Olive (Oliva)** para los que se sienten agotados, tanto físico como mentalmente.

❏ **Pine (Pino)** para el sentimiento de culpa y no merecimiento.

❏ **Red Chestnut (Castaño Rojo)** para los que se preocupan excesivamente por los demás.

❏ **Rock Rose (Heliantemo)** para el terror y el pánico desmesurado.

❏ **Rock Water (Agua de Roca)** para las personas que son demasiado duras consigo mismas y desean ser tomadas como ejemplo.

❏ **Scleranthus (Escleranto)** para las personas indecisas e inestables anímicamente.

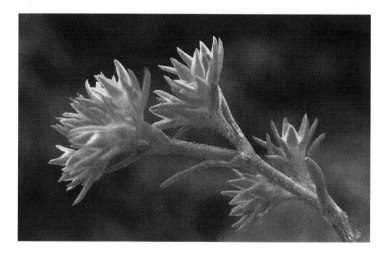

❏ **Star of Bethlehem (Leche de Gallina)** para los traumas, ya sea actual o del pasado, consciente o inconsciente.

❏ **Sweet Chestnut (Castaño dulce)** para los que se sienten totalmente angustiados y se encuentran ante un colapso total.

❏ **Vervain (Verbena)** para las personas excesivamente entusiastas que intentan imponer sus ideales.

❏ **Vine (Vid)** para las personas intolerantes, a las que les gusta dominar y mandar a los demás.

❏ **Walnut (Nogal)** para los cambios y la protección de influencias externas.

❏ **Water violet (Violeta de agua)** para las personas solitarias a las que les cuesta relacionarse con los demás.

❏ **White Chestnut (Castaño de indias)** para las personas que se obsesionan con ciertos pensamientos.

❏ **Wild Oat** para las personas desanimadas porque quieren hacer algo en la vida, pero no encuentran su vocación.

❏ **Wild Rose (Escaramujo)** para las personas apáticas, que toman lo que la vida les trae sin intentar cambiar la situación.

❏ **Willow (Sauce)** para las personas amargadas y resentidas por las adversidades que les ha tocado vivir.

Cómo preparar una mezcla de flores de Bach

Una vez se ha decidido qué mezcla de flores es la más conveniente para llegar a la curación se puede preparar la esencia floral en casa y de una manera sencilla.

Para ello necesitamos:

- Un bote con pipeta cuentagotas, de color ámbar y con capacidad de 25-30ml.
- Las esencias florales que formarán nuestro tratamiento.
- Agua mineral.
- Un chorrito de brandy o coñac con una graduación máxima de 45%, como agente conservador.

Y los pasos a seguir para prepararlos son:

❏ Esterilizar el frasco y la pipeta. Llenar un cazo con agua y llevar a ebullición.

❏ Meter el bote y dejarlo unos minutos en el agua hirviendo, luego sacar y dejar enfriar. Para la pipeta, llenar y vaciar varias veces la pipeta con el agua caliente del cazo, luego dejar enfriar también.

❏ Llenar hasta ¾ de su capacidad con agua mineral, cuando el frasco esté frío. Añadir unas gotas de brandy o coñac, aproximadamente ¼ del bote, sin llenarlo hasta arriba.

❏ Añadir 4 gotas de cada esencia elegida, recuerda que no deberían ser más de 7 flores distintas. Agitar bien.

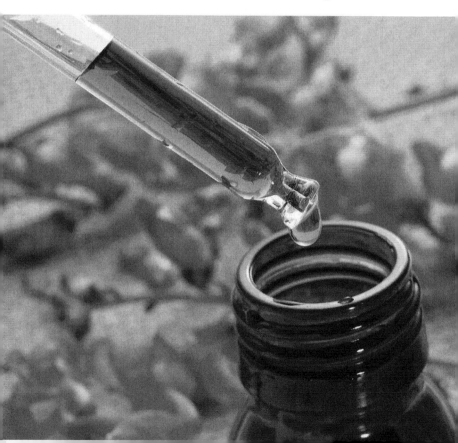

Es recomendable etiquetar el frasco para futuras referencias. Para esto le pondremos una etiqueta especificando la fecha de preparación junto con las esencias utilizadas. Estas mezclas duran aproximadamente unas tres semanas, por lo que entonces habrá que preparar una nueva mezcla.

La forma más habitual de tomar las flores de Bach consiste en tomar las gotas desde un frasco que contiene la mezcla personalizada. Tomar cuatro gotas cuatro veces al día y depositarlas debajo de la lengua. A los bebés se les puede aplicar las gotas sobre las muñecas o echarles en su agua de baño.

Para tratar los estados negativos temporales se pueden echar de una a tres gotas de las esencias elegidas en un vaso de agua mineral, bebiendo a sorbos a lo largo del día. También se pueden echar cinco gotas de cada esencia elegida en una bañera con agua tibia, sumergiendo el cuerpo en la mezcla.

9. Gemas y cristales

En todas las culturas del mundo las mujeres han usado las gemas y los cristales para la curación. Los cristales han simbolizados, desde siempre, luz, sabiduría y sanación. En efecto, muy pronto se convirtieron en herramientas de sanación muy valoradas.

Aunque todos los cristales absorben y emiten energía sutil, cada tipo concreto de cristal tiene una vibración única. Y es que la estructura simétrica atómica de cada cristal está organizada con precisión geométrica. Esta organización dota al cristal de un poder de transformación de la energía que lo define y le otorga una serie de atributos únicos. La mujer ha aprendido de su poder de curación mediante su intuición y canalización.

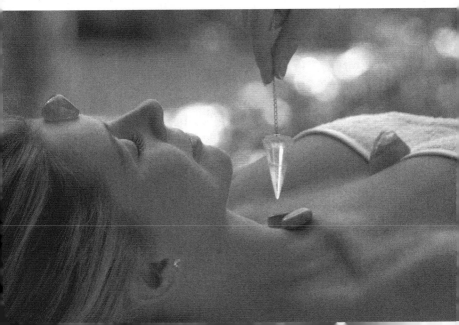

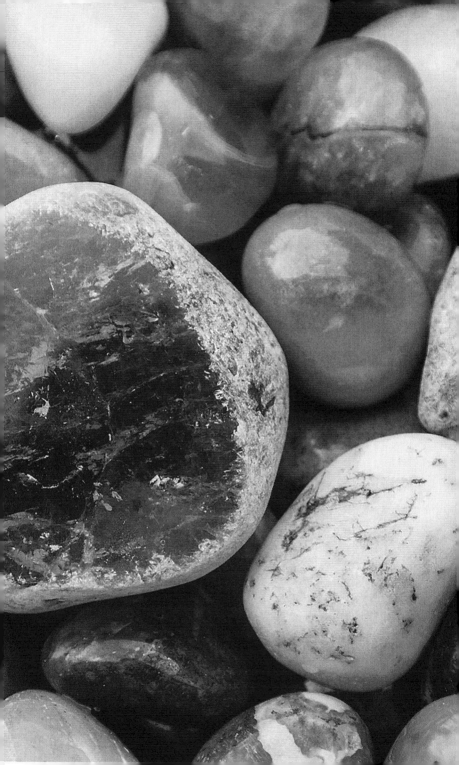

Las piedras actúan en los planos no físicos de los cuerpos sutiles. Los cristales resuenan con la vibración del aura y ponen a punto la parte del cuerpo con la cual armonizan. Si una mujer se siente atraída por una piedra, su resonancia le proporcionará algo que ella precisa para su curación.

Curación según su forma

Su forma puede ser plana, curvada, en forma de cueva, etc. Si es una drusa, esto es, una serie de cristales cubren su superficie, se tratará de un gran acumulador energético. Se pueden poner en las habitaciones de las casas, sobre una mesilla, junto al cabecero de la cama, en la entrada de casa, en el salón sobre una estantería...

❏ Las esferas son de naturaleza poderosa: en ellas la energía ha obrado de manera mágica y natural trazando esta caprichosa forma. Sirven para protegernos y simbolizan el principio femenino, lo receptivo. También son símbolo de perfección, ya sean en rituales o en todo tipo de terapias corporales, para masajear zonas del cuerpo, por ejemplo.

❏ Las piedras con forma ovoide se suelen emplear para dar comienzo a algo, una aventura, un viaje, un aspecto creativo al que vamos a dar forma... Se deben sostener en la mano mientras se visualiza el proyecto concreto que vamos a empezar. Se trata de minerales muy apreciados en rituales y peticiones de prosperidad, fertilidad, crecimiento o abundancia.

❏ Las piedras cuadradas representan lo material, sirven para atraer la prosperidad y la abundancia. En terapias corporales se suelen situar en los pies, a ras de tierra, en conexión con el chakra de esa zona, favoreciendo la autoestima y la prosperidad personal.

❏ Las pirámides encuentran su fuerza en el ápice, el punto de convergencia de los triángulos. La energía que emite es de renovación, de regeneración.

❏ Las piedras alargadas representan la energía masculina, pues asemejan la figura de un falo. Suelen atribuirse propiedades relacionadas con la fuerza y el poder.

❏ Las piedras con formas de cruz aportan equilibrio, traen buena suerte, representan el lado más espiritual de la persona.

La curación por colores

El color es también un factor importante en la curación por las piedras preciosas: no en vano en sí mismo ya es un instrumento de curación. Según sea su color desempeñan distintas funciones. Estas son algunas:

❏ **Gemas verdes:** La más utilizada es la malaquita que equilibra todo el organismo pero especialmente el ciclo menstrual.

❏ **Gemas rojizas:** Activan el alma y el cuerpo. Aportan la energía vital, ayudan a reaccionar y estimulan la valentía. Favorecen la autonomía personal y el lado dinámico y positivo de las cosas. El granate estimula la función sexual; el rubí, la fuerza vital, y el coral alivia los dolores menstruales.

❏ **Gemas amarillas:** Desarrollan el sentido de la organización, la consciencia de la personalidad. Estimulan las capacidades de mandato, la ascensión social y la confianza en sí mismo.

❏ **Gemas ocres:** El ámbar depura el organismo, y el topacio dorado refuerza el corazón y ayuda a equilibrar el sistema nervioso.

❏ **Gemas blancas:** La kunzita es excelente para solucionar los problemas emocionales y favorecer la auto-expresión, mientras que las piedras lunares alivian el dolor abdominal.

❏ **Gemas anaranjadas:** La cornalina favorece la curación de las heridas y el ópalo de fuego disuelve las piedras del riñón, los cálculos biliares y el ácido úrico.

❏ **Gemas negras:** Permiten anclarse en la realidad, mantener los pies en la tierra y conservar el sentido de la medida. Ayudan a hacer frente a los miedos y las angustias, transformándolas.

❏ **Gemas translúcidas:** Favorecen la meditación y desarrollan la intuición y la clarividencia. Permiten elevar el espíritu y facilitan la claridad de pensamiento. Amplían el campo de comprensión.

Para usar las piedras preciosas para la curación se pueden llevar en el aura o bien tomar su esencia. Llevarlas en el aura no significa otra cosa que sostenerlas en la mano, usándolas como joya o bien simplemente llevándolas en el bolsillo. Hay personas que las dejan bajo la almohada a la hora de dormir.

Antiguamente se molían las piedras y se preparaban elixires para tomarlas. Hoy en día se preparan esencias de piedras colocándolas intactas en agua bajo el sol o la luz de la luna llena, entonces se bebe el líquido, convertido en una bebida curativa de gran potencia.

Purificar las piedras

Asear y purificar los cristales es muy importante. Hay tres formas de hacerlo:

❏ **Usando sal marina:** La sal marina y el agua son una buena combinación para liberar las malas energías de una piedra. Es importante que la piedra no presente grietas ni esté dañada. Para purificarlas se debe dejar la piedra en agua con sal toda una noche. Se puede aumentar su efecto purificador añadiendo salvia, albahaca o lavanda.

❏ **Con agua corriente:** Se puede limpiar una piedra bajo el chorro de agua corriente. Al hacerlo se puede pedir al Universo que retire las energías negativas de la piedra.

❏ **Con otras piedras:** Hay piedras como la cornalina o el cuarzo que tienen la propiedad de limpiar y purificar otras piedras. Para ello solo hay que guardar nuestra piedra junto a un fragmento de cuarzo.

Una mujer que se sienta atraída por una piedra concreta experimentará una sensación de bienestar casi tan pronto como la coja. Las sensaciones son causadas por un cambio del estado emocional o actitud mental y conducen muy pronto a cambios físicos. Al dejar la piedra, los efectos desaparecen, pero si mantiene la piedra en el aura todo el tiempo necesario, los cambios físicos, mentales y emocionales se harán permanentes.

La curación con piedras trabaja mediante las vibraciones y va desde el plano no físico al físico. La teoría es que la enfermedad se manifiesta al final en el plano físico y se desarrolla en los cuerpos energéticos mucho antes de que llegue al cuerpo físico. Los cambios que se producen solo en el plano físico no son permanentes. La curación en el plano vibracional cura de raíz, ya que tiene la capacidad de cambiar la estructura celular del cuerpo. La enfermedad se convierte así en salud.

Las piedras preciosas trabajan en los planos no físicos para generar cambios permanentes en la salud de la mujer. Si los métodos de curación solo remedian los síntomas pero no la causa, la curación de los cuerpos sutiles no llega hasta la fuente de la enfermedad.

Colocación de las gemas

El poder energético de los cristales es muy grande. Son increíbles transmisores de energía, cuyo potencial debe ser tratado con el máximo cuidado. Para conseguir el máximo efecto se pueden colocar en determinados chakras del cuerpo humano:

❏ **Chakra umbilical:** Colocar durante diez minutos diarios, acostados y en estado de relajación, un trozo de jade verde sobre este chakra para prevenir enfermedades de riñones y vesícula. Si lo colocamos dos dedos por debajo del ombligo previene o cura las enfermedades del aparato urinario y aumenta la fertilidad. Aumenta nuestro deseo, placer y sexualidad.

❏ **Chakra del corazón:** Normaliza la taquicardia, actúa benéficamente sobre las arritmias cardiacas y previene los infartos de miocardio. Colocar durante diez minutos diarios a la altura del corazón, acostados y en estado de relajación para despertar el amor hacia los demás. Cuando queramos desterrar el rencor, colocar un jade verde en este chakra, visualizar todas las emociones que nos causan rencor, sin falsear nuestras emociones, siendo sinceros con nosotros mismos y determinar exactamente que mueve ese rencor. Abrir los ojos, mirar el jade verde y, al inspirar, visualizar como sus energías verdes nos invaden el cuerpo, inundándonos con una sensación de paz y tolerancia, cuando espiremos visualizamos como ese rencor sale al exterior en forma de aire. Realizamos diez veces este ejercicio. Luego para terminar nos relajamos.

❏ **Chakra del tercer ojo:** Previene o cura las enfermedades de los ojos. Colocar durante diez minutos diarios en estado de relajación y tumbados un jade verde en este chakra para recibir y hacer aflorar la sabiduría que hay en nuestro interior. Como colgante: Previene y cura los problemas óseos y de articulaciones.

10. Liberar las emociones para una vida más plena

La curación emocional es un factor emocional en la sanación de todas las enfermedades. El cuerpo de la mujer no acaba solo en la piel, el cuerpo de la mujer comprende cuerpo físico sí, pero también el emocional, el mental y el espiritual.

La medicina oficial trata el cuerpo físico. Pero quien diseña el cuerpo físico es el cuerpo sutil o vibracional. La salud y la enfermedad comienzan en las vibraciones de los planos energéticos, de modo que una curación que se desea permanente ha de tratar también estos planos.

Los cuerpos dimensionales

Los cuatro cuerpos (el físico, el emocional, el mental y el espiritual) están presentes en las siete capas del aura. Muchas mujeres pueden percibir visualmente esos cuerpos. Las sanadoras que tienen capacidad psíquica reciben orientación sobre cómo trabajar esos cuerpos.

El ser humano está dotado de siete cuerpos dimensionales que encarnan, al fin, el plano físico. Cada uno está formado por la substancia del plano en el cual se manifiesta. Estos siete cuerpos se subdividen en cuatro inferiores y tres superiores. Los cuerpos inferiores son:

❏ **El cuerpo físico:** Corresponde al elemento Tierra, es el más denso de todos. Es el vehículo del alma, creado por jerarquías espirituales que lo llevaron a un alto grado de perfección. No obstante, el ser humano solo emplea una pequeña fracción de las posibilidades de ese cuerpo.

❏ **El cuerpo etérico:** Es una matriz o plantilla energética donde se superpone la estructura de nuestro cuerpo físico. Es el vehículo de la información que determina el desarrollo del feto durante su gestación, así como el de los datos estructurales que dirigen la reproducción y reparación de los tejidos tras una enfermedad o lesión. Muchas enfermedades tienen lugar debido a bloqueos energéticos del cuerpo etérico que después se manifiestan como una patología del organismo. En el nivel etérico la persona experimenta sus sensaciones físicas. Donde hay un dolor corporal, hay una disfunción en el campo aural. El cuerpo etérico se manifiesta en la mujer de la siguiente forma:

- La mujer madura antes que el hombre.
- La mujer, en su cuerpo etérico, absorbe una mayor cantidad de energía vital que se manifiesta en un exceso de sangre. Esta presión se amortigua con el flujo periódico menstrual. Al llegar a la menopausia, la mujer debe transformarse y purificar la energía vital, enfocándola en pensamientos positivos y alejándose de los estados de tristeza y melancolía.
- La mujer tiene una mayor resistencia a la enfermedad y el dolor que el hombre, y su capacidad de recuperación ante la enfermedad es mayor y más rápida. La mujer tiene la polaridad negativa, dándole la característica de expresar deseos internos y profundos.

❏ **El cuerpo mental:** Ligado a los cuerpos físico y etérico, su función es hacernos pensar. Contiene todos los conocimientos aprehendidos. Es el centro desde donde se expande la verdad en el mundo. Conformado por el elemento aire, se relaciona con el sentido del tacto, con el estado gaseoso de la materia y con el color azul.

❏ **El cuerpo emocional:** En el cuerpo emocional están contenidos conceptos como la paz, el equilibrio, el perdón, la misericordia, la alegría, y todo aquello que produce bienestar, armonía y felicidad en la persona. Conformado por el elemento agua, se relaciona con el sentido del gusto, con el estado líquido de la materia y con el color blanco. Es el lugar donde se forman y se procesan las emociones. Las mujeres que ven el aura, ven el cuerpo emocional de colores cambiantes: los colores reflejan pues las emociones cambiantes.

A estos tres cuerpos hay que añadir los cuerpos inmortales que son:

❏ **Atma, mónada o espíritu:** Es la parte más sutil de la naturaleza humana.

❏ **Bodhi**, cuerpo del alma o la Conciencia.

❏ **El cuerpo causal**, mente superior o mente abstracta: Contiene materia del plano mental, es la inteligencia en el hombre.

El cordón de plata y el aura

Es una línea imaginaria que tiene la función de intercomunicar todos los cuerpos con el corazón, atravesándolos de arriba abajo en el cuerpo físico. Este cordón plateado es pura energía divina, tiene la apariencia de un cordón brillante de materia etérica.

El cordón de plata une la supraconsciencia o Ser Superior con el cuerpo humano, y las impresiones van de un lado a otro durante todos y cada uno de los segundos de la vida terrenal del cuerpo. Impresiones, lecciones, órdenes y, de vez en cuando, alimento espiritual proceden del Ser Superior hacia el cuerpo humano.

El cordón de plata no solo une el cuerpo físico al astral sino que nos une a la conciencia cósmica, conocida también como la conciencia universal, gran mudra o registros akáshicos. A través del cordón de plata recibimos información necesaria para la consecución de nuestro karma y la energía suficiente para alimentar la bioenergía que produce el aura.

El aura es una energía luminosa o campo electromagnético que rodea en forma de óvalo a todos los seres vivos, siendo imperceptible a simple vista. Es la combinación del cuerpo etéreo, emocional y físico. El aura está ligada a los chakras.

Nuestros pensamientos, sentimientos y experiencias se reflejan en el aura, al igual que la energía que atraemos del entorno. El alma refleja nuestra energía y atrae energía de otros cuerpos y ambientes.

El aura es vibración y, como tal, responde a otras vibraciones. Es decir, vibraciones en forma de pensamiento, sentimiento o interacción con otras energías afectan y moldean la vibración del aura.

Los colores y los chakras

Cada chakra representa una zona del cuerpo y además un color. Cada uno de esos colores, en armonía con el chakra correspondiente, potenciará la energía y la vitalidad.

❏ **Violeta:** Representa la corona del cuerpo humano (sahasrara). Se ubica en la cabeza y trabaja en el sistema nervioso y en el cerebro. Representa el pensamiento puro y conecta con la conciencia infinita. Cuando este chakra se estimula ayuda a la comprensión espiritual.

❏ **Índigo:** Conocido como ajna, se ubica en la parte superior de la cabeza, en la zona de la frente. La apertura de este chakra puede ayudar a ampliar la visión, la intuición y la integridad. Además, disminuye los sentimientos de desesperación.

❏ **Azul:** El color para la zona de la garganta es el azul. Es el chakra visuddha. Se vincula también a otras partes del cuerpo como cuello, manos y brazos. Este chakra se conecta con el habla y la audición y, por tanto, fomenta la comunicación espiritual.

❏ **Verde:** Es el color del corazón, está ubicado en el pecho (anahata). Se encarga de estimular y mantener la salud del corazón, los pulmones y el sistema circulatorio. Es un chakra vinculado con la empatía y la compasión por los demás.

❏ **Amarillo:** El color amarillo es el del chakra que se ubica en el aparato digestivo, vinculándose con el sistema muscular. Este chakra ayuda a encontrar la fuerza personal y a alcanzar cualquier meta que uno se proponga.

❏ **Naranja:** Conocido como svadhisthana, se ubica debajo del ombligo, cerca de la zona genital. Representa la estimulación sexual y las emociones del deseo. Este chakra actúa sobre el sistema reproductivo.

❏ **Rojo:** Vinculado con el chakra muladhara, es la fuente de conexión con la tierra y las energías universales. Cuando se estimula, se reconocen sentimientos de confianza, autoestima y pertenencia.

Las mujeres que meditan pueden aprender a visualizar su cuerpo etéreo y sus chakras y a despejar bloqueos antes de que se conviertan en enfermedad física. En estado meditativo, visualice los chakras llenando cada uno con su color. Si alguno aparece apagado, manchado, agotado, cree imágenes para repararlo.

Llene de luz cada chakra, después siga con el aura que rodea el cuerpo y todos los chakras. Límpiela llenándola con los colores de los chakras, uno por uno, con una luz dorada. Visualice la luz entrando por la cabeza y saliendo por los pies, después entrando por los pies y saliendo por la coronilla de la cabeza. Use la luz de todos los chakras en serie o escoja el color que le parece que más necesita.

A modo de ejemplo, si padece irritación de garganta primero visualice los chakras y el aura en su conjunto e ilumine cada chakra con su color.

Sahasrara o chakra corona:

Ajna o chakra del tercer Ojo

Vishudda o chakra de la garganta

Anahata o chakra del corazón

Manipura o chakra del plexo solar

Svadhishthana o chakra sacro

Muladhara o chakra raíz

Cuando las mujeres consiguen comprender las causas emocionales de una enfermedad entonces logran sanar, a pesar de tener multitud de factores en contra. El cuerpo emocional actúa así en todas las enfermedades. Las emociones se sienten y el cuerpo mental define los sentimientos. En el plano espiritual, reafirma su conexión con la diosa y con su lugar en el Universo.

Todas las enfermedades tienen una coordenada corporal emocional: al liberar la emoción, desaparece la enfermedad física. Y es que toda experiencia negativa, toda enfermedad, es la consecuencia de emociones no liberadas que se convierten en pautas de pensamiento negativo. Al descubrir cuáles son estas pautas, y al cambiar la manera de pensar, lo negativo también cambia, transformándose en bienestar positivo. Al trabajar con las emociones, tomando medidas para que se resuelva la situación, perdonando y olvidando, la enfermedad cambia a la salud.

Al reconocer y cambiar una emoción y cambiar la pauta de pensamiento conectada con ella, la persona se libera de la enfermedad, creando cambios positivos en su propia vida. Con plena conciencia, la mujer puede responsabilizarse de más de su curación, haciendo más por ella misma y asumiendo su poder.

Las causas de la enfermedad no son conscientes, no están bajo el control consciente. Tomar consciencia de las pautas de pensamiento que contribuyen a la enfermedad es un comienzo para saber dónde buscar la autocuración. Como dice Louis Hay: "Para cada trastorno de nuestra vida, hay una necesidad. Debemos entrar en el interior para ver la causa mental".

Bibliografía

Bayers, Dwight C.: *Reflexología de los pies. Método Ingham original*, Barcelona, Océano.

Boulet, Jacques, *Curarse con la homeopatía*, Robinbook.

Boulet, *Diccionario de homeopatía*, Robinbook.

Campbell, Colin, *The China Study*, Bendella Books.

Chevallier, Andrew. *Encyclopedia of Herbal Medicine*, DK Natural Health.

Duke, James. *The Green Pharmacy Herbal Handbook*, Rodale.

Duke, James. *The Green Pharmacy*, St. Martin's Paperbacks.

Dunn Mascetti, Manuela, *La fuerza de ser mujer*, Robinbook ediciones.

Gerson, Max. *A Cancer Therapy, Results of Fifty Cases*, Gerson Institute.

Gerson, Charlotte and Walker, Morton. *The Gerson Therapy: The Amazing Nutritional Program for Cancer and Other Illnesses*, Kensington Health.

Gerson, Charlotte and Bishop, Beata. *Terapia Gerson Cura del Cáncer y Otras Enfermedades*, Bruna.

Kett, Louise, *La biblia de la reflexología*, Madrid, Gaia.

Maymont, Edith, La salud está en tus pies, Barcelona, Obelisco.

Meunier Mireille. *Réflexologie plantaire: Manuel approfondi*, Guy Tredaniel, France, 2006.

Orozco, Ricardo, *Flores de Bach: 38 descripciones dinámicas*, Ediciones El Grano de Mostaza.

Robbins, John. *The Food Revolution*, Canari Press.

Sandler, Alisa. *El libro de las buenas energías positivas*, Robinbook.

Taylor, Leslie. *The Healing Power of Rainforest Herbs*, Square One Publishers.

Weil, Andrew. *Natural Health, Natural Medicine*, Houghton Mifflin Company.

White, Linda and Foster, Steven. *The Herbal Drugstore*, Rodale Healthy Living Books.

Wills Pauline. *La réflexologie*, Editions de l'Homme, Canada, 2005.

Yang JH. "The effects of foot reflexology on nausea, vomiting and fatigue of breast cancer patients undergoing chemotherapy" Taehan Kanho Hakhoe Chi.

En la misma colección:

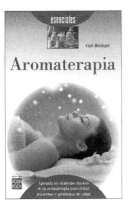

AROMATERAPIA
Cloé Béringer

Este libro es una invitación para adentrarse en el mundo de las esencias naturales que se extraen a través de las plantas. Cuando todo a nuestro alrededor transcurre muy rápido, cuando el entorno se vuelve cada día más exigente, parece obligado tomar un respiro y abandonarse a un tratamiento natural como este para restablecer nuestro equilibrio y armonía. Con la lectura de esta guía el lector conocerá las propiedades (analgésicas, antibióticas, antisépticas, sedantes, expectorantes o diuréticas) de cada una de las diferentes plantas de las que se pueden extraer los aceites esenciales y los beneficios físicos y psicológicos que se pueden derivar.

AYURVEDA
Thérèse Bernard

El método de salud más antiguo del mundo. Así es como se define el ayurveda. Desarrollado en la India hace ya más de 6.000 años, su nombre significa "conocimiento o ciencia de la vida". En efecto, se trata de crear equilibrio y fortalecer al tiempo las capacidades curativas del cuerpo humano. Su modo de abordar la salud desde un punto de vista holístico, esto es, integral, lo convierte en un método diagnóstico que tiene en cuenta todos los aspectos de la vida de una persona. Este libro es una introducción a la ciencia ayurvédica que le ayudará a desarrollar una mayor sensibilidad hacia su cuerpo, entendiendo la enfermedad pero también su origen. De modo que pueda conocer los aspectos físicos, psicológicos y espirituales de cada patología.

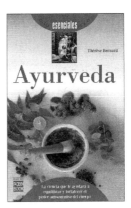

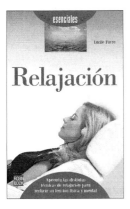

RELAJACIÓN
Lucile Favre

La relajación es un estado natural que nos proporciona un descanso profundo a la vez que regula nuestro metabolismo y nuestra tensión arterial. Pero llegar a ese estado es difícil debido al ritmo de vida al que nos vemos sometidos. Las técnicas de relajación liberan nuestras tensiones, tanto musculares como psíquicas, facilitan el equilibrio y nos proporcionan paz interior. Llegar a ese estado de bienestar y tranquilidad requiere tiempo y una cierta práctica. e ahí que este libro combine la exposición de los principales métodos contrastados para relajarse con una serie de ejercicios muy útiles que pueden conducirte a esa calma tan deseada.

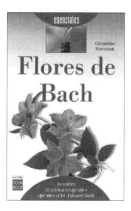

FLORES DE BACH
Geraldine Morrison

¿Sabía que los desequilibrios emocionales pueden tratarse con esencias florales? Son las llamadas Flores de Bach, un conjunto de 38 preparados artesanales elaborados a partir de la decocción o maceración de flores maduras de distintas especies vegetales silvestres. En efecto, emociones y sentimientos como la soledad, la timidez, la angustia, la intolerancia o el miedo pueden combatirse cuando perturban nuestro ritmo diario y trastocan nuestro equilibrio. Este libro reúne los conceptos fundamentales del sistema terapéutico ideado por Edward Bach con la finalidad de que cualquier persona pueda recuperar la armonía del cuerpo y de la mente a favor de un mayor bienestar.

PILATES
Sarah Woodward

Experimenta un nuevo estilo de vida y una nueva manera de pensar con el método Pilates, sin duda algo más que una serie de ejercicios físicos. Tal y como lo define su creador, Joseph Pilates, «es la ciencia y el arte de desarrollar la mente, el cuerpo y el espíritu de una manera coordinada a través de movimientos naturales bajo el estricto control de la voluntad». El método Pilates propone otra forma de realizar el trabajo muscular, dando un mayor protagonismo a la resistencia, la flexibilidad y el control postural. La mayoría de ejercicios se realizan mediante una serie de movimientos suaves y lentos que se consiguen a través del control de la respiración y la correcta alineación del cuerpo.

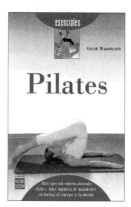

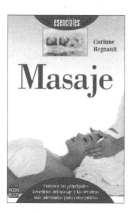

MASAJE
Corinne Regnault

Entre otros beneficios, el masaje facilita la eliminación de toxinas, activa la circulación sanguínea y linfática y mejora el aporte de oxígeno a los tejidos. También es útil para aliviar el estrés y estados de ánimo negativos, pues estimula la producción orgánica de endorfinas. Es, posiblemente, una de las herramientas terapéuticas más antiguas que ha empleado el ser humano para tratar estados de dolor. Y tradicionalmente se ha utilizado para aliviar o hacer desaparecer las contracturas y la tensión muscular. Este libro es un manual de uso básico que repasa los principales métodos utilizados para realizar un buen masaje y explica de manera muy práctica los pasos a seguir para realizarlo.

Títulos de la colección Básicos de la salud

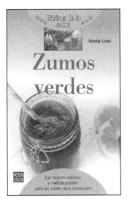

Zumos Verdes
Mirelle Louet

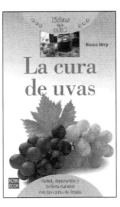

La cura de uvas
Blanca Herp

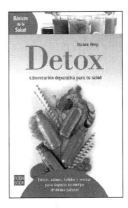

Detox
Blanca Herp

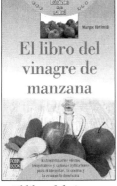

**El libro del vinagre
de manzana**
Margot HellmiB

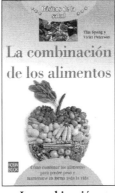

**La combinación
de los alimentos**
Tim Spong y
Vicki Peterson

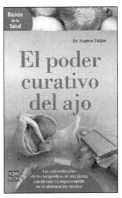

**El poder curativo
del ajo**
Dr. Stephen Fulder

Títulos de la colección Esenciales:

Los puntos que curan - *Susan Wei*

Los chakras - *Helen Moore*

Grafología - *Helena Galiana*

El yoga curativo - *Iris White y Roger Colson*

Medicina china práctica - *Susan Wei*

Reiki - *Rose Neuman*

Mandalas - *Peter Redlock*

Kundalini yoga - *Ranjiv Nell*

Curación con la energía - *Nicole Looper*

Reflexología - *Kay Birdwhistle*

El poder curativo de los colores - *Alan Sloan*

Tantra - *Fei Wang*

Tai Chi - *Zhang Yutang*

PNL - *Clara Redford*

Ho' oponopono - *Inhoa Makani*

Feng Shui - *Angelina Shepard*

Flores de Bach - *Geraldine Morrison*

Pilates - *Sarah Woodward*

Relajación - *Lucile Favre*

Masaje - *Corinne Regnault*

Aromaterapia - *Cloé Béringer*

Ayurveda - *Thérèse Bernard*

Plantas Medicinales - *Frédéric Clery*

Bioenergética - *Eva Dunn*

El poder curativo de los cristales - *Eric Fourneau*

Hidroterapia - *Sébastien Hinault*

Stretching - *Béatrice Lassarre*

Zen - *Hikari Kiyoshi*

Aceites Esenciales - *Julianne Dufort*

Zumos para una vida sana - *Caroline Wheater*